Walaa M. Abdelrahman Mohammed

Avaliação do papel feminino na disfunção sexual masculina no Egito

Walaa M. Abdelrahman Mohammed

Avaliação do papel feminino na disfunção sexual masculina no Egito

ScienciaScripts

Imprint

Cover image: www.ingimage.com

This book is a translation from the original published under ISBN 978-3-659-78295-4.

Publisher:
Sciencia Scripts
is a trademark of
Dodo Books Indian Ocean Ltd. and OmniScriptum S.R.L publishing group

120 High Road, East Finchley, London, N2 9ED, United Kingdom
Str. Armeneasca 28/1, office 1, Chisinau MD-2012, Republic of Moldova, Europe
Printed at: see last page
ISBN: 978-620-8-35846-4

ÍNDICE DE CONTEÚDO

Avaliação do papel feminino na disfunção sexual masculina entre casais casados: sugestão de ação

RESUMO

Por

Walaa Mahmoud Abdel-Rahman

O objetivo deste estudo descritivo prospetivo foi avaliar o papel feminino na disfunção sexual masculina entre casais casados. Foram recrutadas 60 esposas adultas de homens com disfunção sexual psicogénica que frequentavam o Ambulatório de Andrologia e Saúde Sexual do Hospital Universitário El-Manial, Universidade do Cairo, Egito. Os dados foram recolhidos através do questionário de avaliação geral da mulher e do questionário de avaliação da sexualidade da mulher. Os resultados do estudo indicaram que: em relação às caraterísticas sócio-demográficas, a idade média das mulheres era de 28,73±5,74 anos, a duração do casamento variava entre um mês e 20 anos (média= 69,3 meses), 33,3% não tinham filhos, 93,3% dos casais viviam em zonas urbanas, 13,3% não sabiam ler nem escrever e 58,3% eram donas de casa. Em relação aos antecedentes obstétricos e ginecológicos, 93,3% delas tiveram corte genital feminino, 98,3% das que têm filhos, tiveram parto vaginal anteriormente, 65% delas faziam uso de diferentes tipos de métodos contraceptivos, 38,3% tiveram infeção do trato genital. Relativamente ao perfil sexual das mulheres, 51,7% da amostra tinha obtido conhecimentos sexuais antes do casamento e 58,5 destas estavam satisfeitas com esses conhecimentos. 53,3% da amostra queixava-se de ter diferentes tipos de problemas sexuais e 43,3% tinha uma redução do desejo sexual desde o início do casamento até à data. Quanto ao relacionamento interpessoal, 80% das mulheres eram emocionalmente íntimas dos seus maridos, 68,3% tinham uma comunicação geral adequada com os seus maridos, 43,3% tinham uma comunicação sexual adequada com os seus maridos e 60% referiram que os problemas sexuais dos seus maridos tinham afetado a sua felicidade conjugal. O estudo concluiu que os factores femininos desempenham um papel fundamental no aparecimento, exacerbação e manutenção da disfunção sexual masculina. Aumentar a consciencialização das mulheres sobre os conhecimentos sexuais, o impacto da proximidade emocional entre os casais e ter em consideração a disfunção sexual feminina que contribui para a disfunção sexual psicogénica masculina pode ajudar a diminuir a incidência da disfunção sexual e ajudar no tratamento desses homens.

Tags: Tese de Mestrado em Enfermagem, Humano

Palavras-chave: disfunção sexual masculina; papel feminino, casais, perfil sexual, relacionamento interpessoal, disfunção sexual feminina.

AGRADECIMENTOS

Antes de mais, sinto-me sempre em dívida para com ALLAH, o mais bondoso e o mais misericordioso, por me ter permitido realizar este trabalho.

Gostaria de ter esta oportunidade de expressar o meu maior apreço a todos aqueles que, direta ou indiretamente, me ajudaram na realização desta tese.

Dr.ª Shadia A. Hassan, Vice-Reitora de Estudos de Pós-Graduação e Investigação e Professora de Enfermagem de Saúde Materna e Neonatal, Faculdade de Enfermagem, Universidade do Cairo, pelo seu precioso tempo, esforço incansável, orientação contínua e encorajamento para a realização deste trabalho.

Dr. Taha Abdel-Naser, Professor de Andrologia da Faculdade de Medicina da Universidade do Cairo, que dedicou muito do seu precioso tempo, esforço incansável, orientação contínua, apoio e encorajamento à elaboração deste trabalho.

Gostaria de expressar os meus sinceros agradecimentos à Dra. Hayat I. Gommaa, Professora Assistente de Enfermagem de Saúde Materna e Neonatal, Faculdade de Enfermagem, Universidade do Cairo, por me ter proporcionado conhecimentos e experiências valiosos que me ajudaram a realizar a parte prática deste estudo e a concretizar este trabalho.

Um agradecimento especial a todos os casais (maridos e mulheres) que participaram ativamente neste estudo e que foram muito agradecidos e cooperantes, tolerando-me até à realização deste trabalho.

Por último, um agradecimento especial aos meus professores, colegas do Departamento de Enfermagem de Saúde Materna e Neonatal e do corpo docente pelo seu apoio, ajuda e cooperação constantes para a realização deste trabalho.

DEDICAÇÃO

Esta tese é dedicada a:

A alma do meu pai

A minha mãe, irmão e irmãs pelo seu apoio

LISTA DE ABREVIATURAS

AAFP	American Academy of Family Physicians
APA	American Psychiatric Association
AUA	American Urological Association
CAT	Computerized Axial Tomography
CIPE	Chinese Index of Premature Ejaculation
ED	Erectile Dysfunction
EFS	European Federation of Sexology
EJHS	Electronic Journal of Human Sexuality
FDA	Food and Drug Administration
FGM	Female Genital Mutilation
FSD	Female Sexual Dysfunction
GPs	General Practioners
GUM	Genitourinary Medicine
HRT	Hormonal Replacement Therapy
HSDD	Hypoactive Sexual Desire Disorder
IELT	Intravaginal Ejaculation Latency Time
ISD	Inhibited Sexual Desire
ISSM	International Society for Sexual Medicine
MAOIs	Monoamine Oxidase Inhibitors
MRI	Magnetic Resonance Imaging
MSD	Male Sexual Dysfunction

MUSE	Medicated Urethral System for Erection
NAMCS	National Ambulatory Medicine Care Survey
NELH	National Electronic Library of Health
NIDDK	National Institute of Diabetes, Digestive and Kidney Disease.
PDEI	Phosphodiastrase Inhibitors
PE	Premature Ejaculation
PLISSIT	Permission, Limited Information, Specific Suggestions, and Intensive Therapy
RCN	Royal College of Nursing
SASHA	Southern African Sexual Health Association
SD	Sexual Dysfunction
SIEDY	Structured Interview of Erectile Dysfunction
SSRIs	Selective Serotonin Reuptake Inhibitors
TCAs	Tricyclic Antidepressants
UCM	Unconsummated Marriage

CAPÍTULO I

Introdução

A sexualidade é uma necessidade humana básica e uma parte inata da personalidade total. Também se refere à combinação de factores biológicos, psicológicos, sociais e experienciais que moldam o desenvolvimento e o comportamento sexual de um indivíduo. A sexualidade também está associada à atratividade, sensualidade, prazer e ser prazeroso, intimidade, confiança, comunicação, amor e afeto, afirmação da masculinidade e feminilidade de cada um e reverência pela vida. A sexualidade tem uma grande influência na forma como as pessoas se vêem a si próprias e no seu auto-conceito e, consequentemente, na forma como se relacionam com os outros (Krozy, 2005). Laumann, Gagnon, Michael, & Michael (1994) esclareceram que a sexualidade representa um aspeto verdadeiramente holístico da vida humana, pois envolve a expressão simultânea da mente, do corpo e do espírito - o eu completo.

Além disso, Mayer (2004) referiu que a satisfação sexual é uma das experiências humanas mais importantes, mas estima-se que 50% dos casais, 60% das mulheres e 40% dos homens experimentam, por vezes, alguma insatisfação ou disfunção sexual. Embora exista uma forte base física para a função sexual, é impossível separar a resposta sexual dos muitos factores emocionais e outros factores que podem influenciar a relação.

Muitas pessoas esperam sempre que o sexo seja excitante e satisfatório; qualquer coisa menos que isso é motivo de preocupação. No entanto, a vida é cheia de mudanças e as exigências da vida profissional, da parentalidade ou de uma doença física ocasional podem, por vezes, produzir uma perda temporária de interesse sexual e/ou da capacidade de ter relações sexuais. Estas alterações no interesse e na capacidade sexual são normais e normalmente resolvem-se com o tempo. Dificuldades persistentes com o sexo podem indicar que a consulta de um terapeuta pode estar ligada a muitos factores: incapacidade de comunicar, gostos e aversões, tédio, stress, fadiga e depressão, álcool e drogas, gravidez e filhos, hostilidade e raiva, mudança na aparência física e doença física. A compatibilidade sexual é necessária para promover um casamento estável. Por outro lado, a incompatibilidade sexual pode certamente ter um efeito destrutivo em qualquer união. Assim, a disfunção sexual é um modelo atípico de insatisfação sexual que pode afetar negativamente a mulher, o parceiro e o casal como uma unidade (Laumann et al.,

1994; & El-Saba, 1999).

No entanto, algumas pessoas têm dificuldade em reagir sexualmente e gostariam que as suas respostas sexuais fossem mais saudáveis e mais satisfatórias. Por exemplo, os homens podem ter dificuldade em atingir e/ou manter uma ereção ou em relaxar o suficiente para permitir a penetração do pénis. Podem ejacular demasiado cedo, ou as mulheres podem sentir dores incómodas durante o coito (dispareunia). Ambos, homens e mulheres, podem perguntar-se porque é que não se sentem suficientemente excitados sexualmente ou porque é que não experimentam o orgasmo. Podem ser de qualquer idade, de qualquer etnia, com ou sem formação escolar e de qualquer grupo socioeconómico. A única coisa que têm em comum, no entanto, é a insatisfação com a sua vida sexual; e esta insatisfação afecta frequentemente outros aspectos das suas relações (Greenberg, Bruess, e Haffner, 2002).

A maioria das disfunções sexuais resulta de uma má relação com o parceiro, da ignorância sobre a sexualidade e a técnica sexual, de um baixo desejo sexual ou da ansiedade de desempenho. Além disso, as doenças físicas, o medo de que o sexo agrave uma doença já existente, o consumo excessivo de álcool ou a depressão clínica são factores (Lumsden e Hickey, 2000).

Smith, (2005) referiu que o problema sexual se torna uma perturbação sexual quando há uma perturbação no ciclo de resposta sexual ou dor associada à relação sexual. As perturbações sexuais são caracterizadas por alternâncias no desejo e na resposta sexual e por angústia emocional e interpessoal. Smith classificou as perturbações como perturbações orgásmicas, perturbações da excitação sexual, perturbações do desejo sexual, perturbações da dor sexual e, finalmente, disfunção sexual devida a uma condição médica geral. Além disso, os distúrbios sexuais podem ocorrer durante a fase de desejo, excitação/excitação ou orgasmo/libertação da resposta sexual. Cada fase do ciclo da resposta sexual humana pode ser prejudicada por factores físicos, emocionais ou ambientais. A disfunção sexual primária ocorre quando a resposta sexual apropriada nunca foi experimentada, e a disfunção sexual secundária ocorre com um declínio ou cessação da resposta apropriada previamente experimentada, tal como identificado por Westheimer e Lopater (2002).

No que diz respeito aos factores que causam perturbações sexuais, Smith (2005) esclareceu que muitos factores, tanto de natureza física como psicológica, podem afetar a resposta e o desempenho sexuais. Entre as influências físicas, contam-se as lesões e as drogas; além disso, há cada vez mais provas de que os produtos químicos e outros poluentes ambientais deprimem a função sexual. Quanto aos factores psicológicos, a disfunção sexual pode ter raízes em acontecimentos traumáticos como a violação ou o incesto, sentimentos de culpa, uma má imagem de si próprio, depressão, fadiga crónica, certas crenças religiosas ou problemas conjugais. A disfunção está frequentemente associada à ansiedade. Se a pessoa tem a ideia errada de que toda a atividade sexual deve conduzir ao ato sexual e ao orgasmo da parceira, e se essa expetativa não for satisfeita, pode considerar o ato um fracasso.

Para decidir quando é que uma disfunção sexual está presente, é necessário lembrar que, enquanto algumas pessoas podem estar interessadas em sexo em quase todas as alturas, outras têm níveis baixos ou aparentemente inexistentes de interesse sexual. Só quando é uma fonte de angústia pessoal ou de relacionamento, em vez de uma escolha voluntária, é que é classificada como uma disfunção sexual (Smith, 2005).

Morrison (2005) classificou a disfunção sexual em dois tipos. O primeiro, de acordo com as causas e inclui 1) factores psicológicos e factores psicológicos combinados; e 2) condição médica geral. O segundo tipo, de acordo com o seu início, pode ser: 1) primário que ocorre ao longo da vida sexual ativa do doente, ou 2) secundário em que houve uma altura em que o doente não tinha esta disfunção sexual. A disfunção sexual pode ser generalizada, pois o distúrbio ocorre com todos os parceiros e em todas as situações, ou situacional, em situação específica ou com parceiro específico.

Vários investigadores classificaram os tipos de disfunção sexual de acordo com as fases do ciclo de resposta sexual. As perturbações da fase do desejo têm várias formas: o desejo hipoactivo, que é basicamente um desinteresse pela atividade sexual. Resulta numa completa ou quase completa falta de desejo de ter qualquer tipo de relação sexual. O segundo tipo é uma aversão ao sexo, que repugna a pessoa ou a torna invulgarmente apreensiva. Na fase de excitação, a principal disfunção sexual masculina é a disfunção erétil ou a incapacidade de os homens atingirem ou manterem a ereção durante tempo suficiente para uma relação sexual satisfatória. Nas mulheres, a perturbação da excitação sexual, a secura vaginal, é a disfunção sexual mais comum nesta fase. Na fase orgásmica, a ejaculação precoce e a incompetência ejaculatória são as principais perturbações orgásmicas nos homens. Nas mulheres, o orgasmo feminino inibido e a anorgasmia feminina são as principais perturbações da fase orgásmica feminina. As perturbações da dor sexual são de dois tipos. A dispareunia é quando ocorre dor durante o ato sexual, sendo esta uma queixa predominantemente feminina, mas que ocasionalmente ocorre nos homens. O vaginismo é a segunda perturbação da dor e é uma perturbação feminina em que ocorrem contracções musculares espasmódicas involuntárias em qualquer tentativa de penetração do pénis na vagina (Greenberg et al., 2002; Morrison, 2005; Smith, 2005; Spoor, 2005; Susic, 2005)

A prevalência da disfunção sexual na sociedade é difícil, se não impossível, de medir. No entanto, estima-se que, por vezes, durante o casamento, cerca de metade dos casais experimentam dificuldades sexuais que podem ser classificadas como disfunção sexual crónica. Os especialistas em comportamento humano, como psiquiatras, assistentes sociais e psicólogos, referem que cerca de 75% dos seus clientes têm problemas sexuais que podem ou não ser crónicos. Obviamente, é impossível determinar o número de pessoas que não respondem satisfatoriamente a nível sexual mas que nunca procuram tratamento. No entanto, o número de pessoas que procuram tratamento tem aumentado nos últimos anos (Greenberg et al., 2002; Westheimer & Lopater, 2002).

Belon, Garcia-Salord e Faillos (2000), no seu estudo de 5323 pacientes de consultas urológicas, verificaram que, num período de 30 meses, 779 foram devidos a disfunção sexual (14,63%); 54,3% foram devidos a disfunção sexual erétil; 33% foram devidos a distúrbios da ejaculação; e 12,7% foram devidos a outras disfunções. Concluíram que, nos jovens com menos de 20 anos, a queixa mais frequente é a perturbação da ejaculação; enquanto que nos doentes com menos de 40 anos, o risco de disfunção sexual erétil é baixo, aumentando duas vezes mais aos 40 anos, devendo ser considerado um problema de saúde importante.

Além disso, Sadovsky (2004) afirma que, de acordo com o National Health and Social Lifestyle, estima-se que a disfunção sexual masculina afecte quase um terço da população masculina com idades compreendidas entre os 18 e os 59 anos, sendo a disfunção ejaculatória (21%), a disfunção erétil (5%) e o baixo desejo sexual (5%) os mais comuns. Estes dois últimos problemas são significativamente mais frequentes nos homens mais velhos.

Seyam et al. (2003), no seu estudo com 805 homens egípcios numa amostra aleatória transversal de base comunitária para avaliar a prevalência da disfunção erétil (DE) com uma idade média de 43,58 anos, observaram que existia uma correlação razoável entre a DE e o aumento da idade. Os homens com DE completa constituíam 13,2% da amostra e o estado de melhor ereção estava bastante correlacionado com o desejo sexual e a satisfação sexual. A DE estava também associada a viver em zonas rurais e a um nível socioeconómico mais baixo, ao tabagismo, à diabetes, a doenças cardíacas, à hipertensão, a doenças hepáticas, à artrite, à úlcera péptica e a doenças renais, e havia uma associação negativa entre boa qualidade de vida e DE. Os autores concluíram que a DE é um problema comum entre os homens egípcios casados.

Além disso, são analisados dez anos de investigação que forneceram dados sobre a prevalência das disfunções sexuais. Uma revisão exaustiva da literatura identificou 52 estudos publicados nos 10 anos desde 1990. As amostras comunitárias indicam uma prevalência atual de 0-3% para a perturbação orgásmica masculina, 0-5% para a perturbação erétil e 0-3% para a perturbação hipoactiva do desejo sexual masculino. Simons e Carey (2001) descobriram no seu estudo que as estimativas de prevalência na comunidade eram de 7-10% para a perturbação orgásmica feminina e 4-5% para a ejaculação precoce. As estimativas de prevalência obtidas a partir de amostras de cuidados primários e de clínicas de sexualidade são carateristicamente mais elevadas. Embora tenha sido efectuado um número relativamente grande de estudos desde a revisão anterior, a falta de rigor metodológico de muitos estudos limita a confiança que pode ser depositada nos resultados.

As relações sexuais são um aspeto importante da vida de todas as pessoas. Uma importante consequência possível das relações sexuais é a conceção. A maioria dos casais experimenta um grande sentimento de prazer com a relação sexual, e este sentimento torna-se ainda mais agradável quando se fala de conceção e de ter um bebé e pensar que o resultado desta união entre duas pessoas é outro pequeno ser humano (Westheimer, 2001; Marsden & Botell, 2006).

Como ninguém é perfeito, para muitos casais, a incapacidade ocasional de funcionar sexualmente (por exemplo, de conseguir e manter uma ereção ou de segregar uma lubrificação vaginal adequada) leva-os a concluir que estão perante um problema sexual. Esta falta de resposta pode ser causada por uma série de factores que não têm qualquer relação com o seu funcionamento sexual. Assim, a formulação de um perfil sexual das esposas de homens com disfunção sexual psicológica ajudaria a determinar as caraterísticas dessas mulheres e a forma como essas caraterísticas afectam a disfunção sexual masculina (Greenberg et al., 2002).

Importância do estudo

A disfunção sexual é considerada um dos principais factores que ameaçam a saúde reprodutiva de uma forma indireta, uma vez que esta disfunção impede as relações sexuais, o que diminui as hipóteses de conceção. No Egito, as crenças culturais e tradicionais são uma cultura dominante masculina, o que leva a que seja difícil lidar com esta doença. Por isso, ainda não temos resultados estatísticos sobre a imagem real deste problema entre as esposas de homens com problemas sexuais, devido à sensibilidade de lidar com a relação sexual entre homem e mulher.

Assim, este estudo ajudará a formular um perfil sexual das esposas de homens com disfunção sexual que determine as caraterísticas da mulher que levam à disfunção sexual psicológica masculina.

Objetivo do estudo

O objetivo deste estudo foi avaliar o papel feminino na disfunção sexual masculina entre casais casados.

Questões de investigação

1) Como é que a relação interpessoal homem-mulher afecta a função sexual masculina?

2) Como é que a disfunção sexual feminina conduziria à disfunção sexual masculina?

Quadro teórico

A teoria de Neuman "Modelo de Sistemas" (1972, 1989 & 1993) reflecte a teoria geral dos sistemas que é a natureza dos sistemas abertos vivos. Esta teoria afirma que todos os elementos estão em interação numa organização complexa. Descreveu o ajustamento como o processo pelo qual o organismo satisfaz as suas necessidades (existem muitas necessidades e cada uma delas pode perturbar o equilíbrio ou a estabilidade do cliente). Neuman acrescentou que o ajustamento é um processo dinâmico e contínuo. Concluiu que, quando o processo de estabilização falha, o organismo será incapaz de satisfazer as suas necessidades, podendo desenvolver-se uma doença e, se o processo compensatório falhar completamente, pode ocorrer a morte. Também descreveu o stress como uma resposta não específica do corpo a qualquer exigência que lhe seja feita. Além disso, referiu que o stress aumenta a exigência de reajustamento e adaptação a um problema, enquanto os factores de stress são estímulos que produzem tensão e que podem causar desequilíbrio (crise situacional ou maturacional).

De acordo com Neuman, os enfermeiros lidam com os clientes como um todo. Os clientes de enfermagem são pessoas que estão a antecipar o stress ou que estão a lidar com o stress (Neuman, & Young, 1972). Os enfermeiros concentram a sua atenção nas respostas que podem ser rotuladas de stressantes e estas respostas são então do domínio da enfermagem. O enfermeiro diagnostica o nível de estabilidade, os factores de stress ambientais internos e externos e o efeito dos factores de stress na estabilidade do sistema do cliente. Os níveis de estabilidade podem ser determinados através da análise das linhas de defesa, das linhas de resistência, dos recursos energéticos da estrutura básica ou dos factores de sobrevivência e das cinco variáveis dinâmicas em interação: fisiológicas, psicológicas, socioculturais, de desenvolvimento e espirituais (Neuman, 1989).

Factores de stress

De acordo com Neuman (1993), os factores de stress são forças ambientais que alteram a estabilidade do sistema. Neuman dividiu os factores de stress em: 1) Forças intrapessoais que ocorrem dentro do indivíduo; 2) Forças interpessoais que ocorrem entre um ou mais indivíduos; e 3) Forças extrapessoais que ocorrem fora dos indivíduos.

Os factores de stress tentam penetrar na linha de defesa flexível e normal e os resultados são respostas positivas ou negativas. A forma como um sistema do cliente responde ao stress é determinada pela resistência demonstrada através das linhas de defesa e pela relação dinâmica de cinco áreas variáveis. As cinco áreas variáveis são: fisiológica, que descreve a estrutura e a função do corpo; psicológica, que está relacionada com os processos e relações mentais; sociocultural, que se relaciona com as funções sociais e culturais; desenvolvimental, que se refere aos processos de desenvolvimento da vida; e espiritual, que se refere ao sistema de vida espiritual (Neuman, 1989).

Grau de reação

Neuman identificou o grau de reação na sua teoria como a quantidade de instabilidade do sistema resultante da invasão da linha normal de defesa pelo stressor.

Reconstituição

Neuman referiu que a pessoa precisa de recuperar o seu equilíbrio através de um processo de adaptação em que os factores interpessoais, extrapessoais e ambientais se inter-relacionam com as variáveis fisiológicas, psicológicas, socioculturais, de desenvolvimento e espirituais do sistema do cliente. Assim, o resultado esperado será um grau satisfatório de bem-estar. Por fim, definiu o estado de bem-estar como sendo aquele em que as partes do sistema do cliente interagem em harmonia e, por conseguinte, as necessidades do sistema são satisfeitas. Além disso, Neuman (1993) identificou três níveis de prevenção: primária, secundária e terciária, relacionando-os depois com a enfermagem da seguinte forma

1. Prevenção primária: Realiza-se quando se suspeita ou se identificam factores de stress, se conhece o grau de risco mas não se reagiu. Esta intervenção reforça a linha de defesa flexível do indivíduo.

2. Prevenção secundária: Trata-se de um tratamento iniciado após a ocorrência de sintomas de stress, em que são utilizados recursos internos e externos para reforçar a linha interna de resistência, reduzir a reação e aumentar a resistência.

3. Prevenção terciária: Ocorre após a prevenção ativa ou secundária para reajustar a estabilidade do sistema do cliente, reforçar a resistência aos factores de stress e evitar reacções de recorrência ou regressão.

Afirmação teórica:

Estas são as relações entre os conceitos essenciais de um modelo, o Modelo Neuman considerava o enfermeiro como um participante ativo com o cliente e preocupado com todas as variáveis que afectam a sua resposta aos factores de stress. O cliente está numa relação recíproca com o ambiente. Neuman associou os quatro conceitos de pessoa, ambiente, saúde e enfermagem nas suas afirmações relativas à prevenção primária, secundária e terciária (Neuman, 1982).

Modelo de aplicação

O modelo de Gibbs (1972) de constrição da teoria sociológica orienta a configuração do modelo proposto. A Figura (1) ilustra a proposta de modelo teórico desenvolvido para a análise do perfil das esposas de homens com disfunção sexual psicogénica.

Justificação para a adoção desta teoria

A disfunção sexual é a incapacidade persistente ou recorrente de reagir emocional ou fisicamente à estimulação sexual de uma forma esperada de uma pessoa saudável média ou de acordo com os próprios padrões de resposta sexual aceitável. A disfunção sexual pode ocorrer durante a fase de desejo, excitação, platô ou orgasmo da resposta sexual (Fora, 2006; Aquino, 2008).

Muitos estudos indicam que os problemas sexuais são altamente prevalentes em ambos os sexos. As estimativas em amostras comunitárias variam entre 10%-52% dos homens e 25%-63% das mulheres (Frank, Anderson & Rubenstein, 1978; Spector & Carey, 1990; Rosen, Taylor, Leiblum & Bachman, 1993; & Feldman, Goldstein, Hatzichristou, Carne & McKinley, 1994). O National Health and Social Life Survey (NHSLS), uma amostra probabilística nacional de 1992 de 1410 homens e 1749 mulheres com idades compreendidas entre os 18 e os 59 anos que vivem em agregados familiares nos Estados Unidos, constitui a nossa melhor estimativa dos problemas sexuais nos Estados Unidos (Laumann et al., 1994; Laumann, Paik & Rosen, 1999). Nas análises que incluíram apenas os indivíduos que relataram qualquer atividade sexual com um parceiro nos 12 meses anteriores, a prevalência de disfunção sexual foi de 43% para as mulheres e 31% para os homens (Laumann et al., 1999). Embora este estudo não tenha utilizado os critérios do Manual de Diagnóstico e Estatística (DSM-IV, APA, 1994) e, por conseguinte, não conotar disfunção clínica, fornece uma estimativa da potencial disfunção sexual.

A saúde sexual é a integração dos aspectos somáticos, emocionais, intelectuais e sociais do ser sexual, de formas que são positivamente enriquecedoras e que melhoram a personalidade, a comunicação e o amor. Além disso, a saúde sexual é descrita como contendo três elementos básicos: a) Capacidade de desfrutar e controlar o comportamento sexual e reprodutivo de acordo com uma ética social e pessoal (forças extra-pessoais); b) Liberdade do medo, vergonha, culpa, falsas crenças e outros factores psicológicos que inibem a resposta sexual e prejudicam a relação sexual entre casais (forças interpessoais); e c) Liberdade de distúrbios orgânicos, doenças e deficiências que interferem com a função sexual e reprodutiva (forças intrapessoais) (Mace, Bannerman & Burton, 1974; & Coleman 2002).

Definições de Construtos de acordo com a Teoria de Enfermagem de Neumann

1. Cliente: O cliente, enquanto sistema, pode ser um indivíduo, uma família, um grupo, uma comunidade ou uma questão social, visto como estando em constante mudança ou movimento e como um sistema aberto em interação recíproca com o ambiente. (Neuman, 1982; Fawcett, 1995).

2. Stressores: De acordo com Neuman (1993), os factores de stress são forças ambientais que alteram a estabilidade do sistema. Neuman dividiu os factores de stress em: a) Forças intrapessoais que ocorrem no interior do indivíduo; b) Forças interpessoais que ocorrem entre um ou mais indivíduos; e c) Forças extrapessoais que ocorrem fora do indivíduo.

3. Reação: O grau de reação é a quantidade de instabilidade do sistema resultante da invasão da linha normal de defesa pelo stressor (Neuman, 1988).

Definição de conceitos

1. Cliente: A disfunção sexual é uma dificuldade durante qualquer fase do ato sexual (que inclui o desejo, a excitação, o orgasmo e a resolução) que impede o indivíduo ou o casal de desfrutar da atividade sexual. Os factores emocionais que afectam o sexo incluem problemas interpessoais (como problemas conjugais/relacionais, ou falta de confiança e de comunicação aberta entre os parceiros) e problemas psicológicos do indivíduo (depressão, medos ou culpas sexuais, traumas sexuais passados, perturbações sexuais, etc.) (Greenberg et al., 2002; Baumeister, Miracle & Miracle, 2006).

2. Tipos de stressores: Fisiológicos, que descrevem a estrutura e a função do corpo; psicológicos, que estão relacionados com o processo mental e as relações; socioculturais, que dizem respeito às funções sociais e culturais; desenvolvimentais, que se referem ao processo de desenvolvimento da vida.

3. Reconstituição: É o estado de adaptação aos factores de stress no ambiente interno e externo, que pode começar em qualquer grau ou nível de reação e pode ultrapassar ou estabilizar um pouco a linha de defesa normal anterior do cliente.

Definição de Referencial.

Desequilíbrio (entropia). Um processo de esgotamento de energia e de desorganização que leva o sistema à doença ou à possível morte (Perls, 1973; & Neuman, 1988 in Tomey, and Alligood).

Disfunção sexual masculina. A disfunção sexual pode ser resultado de um problema físico ou psicológico. A preocupação com o desempenho sexual, os problemas conjugais ou de relacionamento e o problema sexual da esposa são as causas psicológicas mais preocupantes das disfunções sexuais masculinas neste estudo.

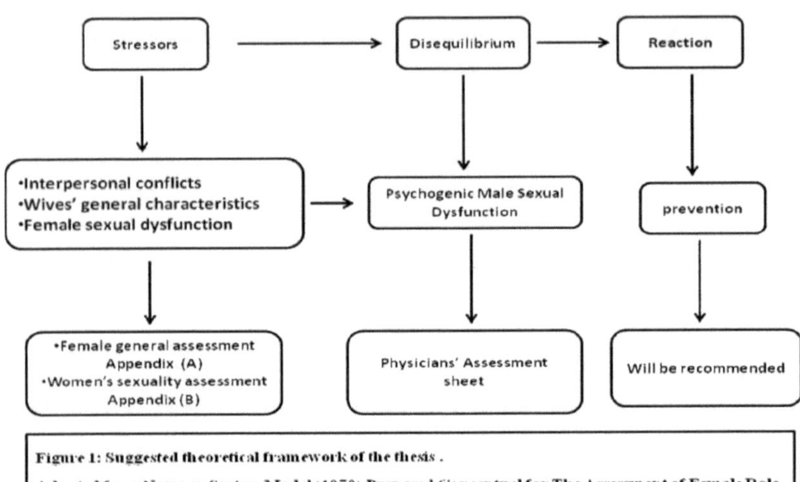

Figure 1: Suggested theoretical framework of the thesis .

Adopted from Neuman System Model (1970).Proposed Conceptual for The Assessment of Female Role in Male Sexual Dysfunction among Married Couples. (Gibbs, 1972).

CAPÍTULO II

Revisão da literatura

Este capítulo analisa, em primeiro lugar, a sexualidade e o ciclo de resposta sexual no homem e na mulher; a forma como o corpo e a mente controlam a resposta sexual, o papel das hormonas na excitação sexual e as fases do ciclo de resposta sexual e a sua diferença entre o homem e a mulher. Em segundo lugar, a disfunção sexual que inclui: disfunção sexual masculina e feminina, terapia e aconselhamento sexual, e o papel do enfermeiro como conselheiro sexual.

1- Sexualidade e ciclo de resposta sexual no homem e na mulher

A sexualidade pode ser definida como a soma das caraterísticas hereditárias, dos conhecimentos, da experiência, das atitudes e dos comportamentos de uma pessoa em relação ao facto de ser mulher ou homem. Inclui as formas de comportamento que enriquecem a personalidade e aumentam o amor entre as pessoas. A sexualidade humana é tanto psicológica como física, e envolve sentimentos assim como a fisicalidade. Inclui a comunicação com a outra pessoa, não falando com ela ou permanecendo em silêncio, mas ouvindo e interpretando. Também envolve tocar e explorar o corpo um do outro para aprender as texturas e superfícies, e a visão e o cheiro de outra pessoa (Alexander, La Rosa & Bader, 2001).

A sexualidade inclui as pulsões sexuais, que são a soma do desejo de ter relações sexuais com a capacidade de realizar o ato. As pulsões sexuais variam consideravelmente entre pessoas diferentes; isto pode dever-se a factores constitucionais, doenças físicas ou experiências sexuais traumáticas na infância e na adolescência. Durante a idade adulta, a intensidade do impulso sexual é máxima até aos 40 anos e tende a diminuir depois desta idade, mas existem variações consideráveis, surgindo problemas se o impulso sexual de dois parceiros for marcadamente diferente (Mayau, Gelder & Cowen, 2001).

Um dos papéis fundamentais da sexualidade é a reprodução biológica. O papel reprodutivo do macho é produzir espermatozóides com capacidade reprodutiva e depositá-los na fêmea. O papel reprodutivo da fêmea é fornecer óvulos com capacidade reprodutiva, chamados óvulos, e proporcionar um ambiente seguro e cheio de nutrientes no qual o feto se desenvolve durante os nove meses de gravidez (Nimmons, 1994).

O prazer e a satisfação sexual são de base psicológica e fisiológica. Sem a sensação subjectiva de prazer, o nível fisiológico de excitação não ocorrerá. A estimulação sexual prazerosa conduzirá a um ciclo de resposta sexual identificável (Greenberg et al., 2002).

Como é que o corpo e a mente controlam a resposta sexual?

Quando uma pessoa fica sexualmente excitada, várias partes diferentes do corpo trabalham em conjunto para criar a sensação psicológica de excitação e as reacções fisiológicas que a acompanham: o cérebro, as glândulas, o sistema nervoso, o sistema circulatório e o sistema reprodutor são apenas algumas das partes do corpo que participam no ciclo (Greenberg et al., 2002).

O cérebro, o mestre do corpo, tal como acontece com as funções mais vitais, é o ator principal durante a excitação sexual. É o cérebro que interpreta a estimulação, seja ela visual, olfactiva ou outra, e inicia o processo de "ativação" de outras partes do corpo (Greenberg et al., 2002).

Quando alguém se depara com um estímulo sexual de qualquer tipo, esta mensagem é transmitida ao cérebro através dos nervos. Ao chegar ao cérebro, a mensagem passa através do sistema reticular ativador, de ou para o sistema límbico e o tálamo. O sistema límbico é o local onde as emoções evoluem e o tálamo serve de central telefónica, determinando o que fazer com as mensagens recebidas. Em seguida, o hipotálamo é ativado e, por sua vez, ativa o sistema nervoso autónomo e o sistema endócrino através de mensagens enviadas pelos nervos ou de substâncias libertadas na corrente sanguínea (Rutishauser, 1997; & Bancroft, 2002).

Tudo isto é generalizado; é claro que não há duas pessoas exatamente iguais, pelo que não se deve esperar que duas pessoas reajam exatamente da mesma maneira à estimulação sexual. Em geral, há uma grande variação na resposta sexual, embora existam certos meios típicos de reagir a estímulos sexualmente excitantes (Rutishauser, 1997; & Bancroft, 2002).

À medida que os estímulos sexualmente excitantes são experimentados, são enviadas mensagens através dos nervos (sistemas subnervosos, sistema nervoso autónomo, que consiste no sistema nervoso simpático e parassimpático) para as partes do corpo, instruindo-as a reagir. O ritmo cardíaco aumenta, bem como os tons musculares, a transpiração ocorre e a mente começa a acelerar. Além disso, certas artérias são instruídas a abrir (dilatar) e a permitir a passagem de mais sangue, razão pela qual, por exemplo, o pénis e o clítoris ficam erectos. Para os homens, por exemplo, as contracções da glândula de Cowper, das vesículas seminais e da glândula da próstata resultam na secreção de fluidos no sémen; as mulheres sentem contracções dos músculos abdominais e dos músculos que rodeiam os órgãos reprodutores (Rutishauser, 1997; & Bancroft, 2002).

<u>O papel das hormonas na excitação sexual</u>

O sistema endócrino é responsável pela secreção de hormonas que viajam para várias partes do corpo, instruindo-as sobre como se devem comportar. A excitação sexual funciona de forma semelhante quando a pessoa encontra um estímulo sexual excitante, o sistema endócrino é ativado; as hormonas são segregadas e ocorrem alterações no corpo. É o que acontece quando alguém fantasia sobre uma experiência sexual; por outro lado, os níveis elevados de prolactina diminuem com o desejo sexual e podem levar à disfunção erétil. Parece que os níveis elevados de prolactina estão associados principalmente à perda de desejo. A disfunção erétil nestes doentes pode ser psicogénica devido ao baixo desejo (DeNoon, 2006).

A fantasia traduz-se numa resposta sexual que depende da libertação de hormonas que visam determinadas partes do corpo e funções corporais. As hormonas sexuais são produzidas nos testículos e nos ovários. A testosterona, um androgénio produzido predominantemente nas células intersticiais dos testículos nos homens e na glândula suprarrenal nas mulheres (embora uma pequena quantidade também seja produzida nas glândulas supra-renais), afecta o interesse sexual, ou libido. O maior interesse pelo sexo é influenciado por um nível elevado de testosterona (Greenberg et al., 2002; & Westheimer & Lopater, 2002).

As provas do papel dos androgénios na regulação do comportamento sexual no homem foram analisadas por Moordian e colegas (1987); a testosterona sérica mais elevada parece estar associada a uma maior atividade sexual em homens idosos saudáveis. Além disso, níveis mais elevados de testosterona podem também encurtar a latência da ereção estimulada pela exposição a material erótico, e a reposição de testosterona em homens hipogonadais restaura o interesse sexual, encurta a latência e aumenta a frequência e a magnitude da tumescência peniana nocturna (Kandeel, Swerdloff, Swerdloff & Vivien,

2001).

Ciclo de resposta sexual

Ao longo da história, a resposta e as funções sexuais humanas não foram objeto de investigação científica. Consequentemente, a terapia para as disfunções sexuais não era específica nem eficaz. Isto porque todos os homens sexualmente disfuncionais tinham apenas um diagnóstico: impotência, e todas as mulheres sexualmente disfuncionais tinham um diagnóstico: frigidez. Os estudos pioneiros de Masters e Johnson, em 1966-1970, puseram fim à era da ignorância científica das disfunções sexuais, com o subsequente início da era do conhecimento e da terapia bem sucedida das disfunções sexuais. Eles dividiram o ciclo de resposta sexual nas seguintes fases: excitação, platô, orgasmo e resolução (Hyde, 2006).

Embora a resposta sexual possa ser considerada, em termos fisiológicos, como sendo constituída por duas fases: a fase de congestão e a fase de contração, Kaplan (1979) acrescentou a fase do desejo sexual a essas duas fases para introduzir o conceito trifásico do ciclo de resposta sexual (Hammed, 2001; & Greenberg et al., 2002).

O desejo sexual ou libido é experimentado como sensações específicas que movem os indivíduos a iniciar ou a receber atividade sexual. O desejo sexual pode manifestar-se sob a forma de pensamentos sexuais espontâneos, interesse em iniciar a atividade sexual, para além de um estado emocional pronto para o amor e o sexo. Este desejo sexual a nível central (cérebro) e a nível periférico (órgãos genitais) pode manifestar-se sob a forma de aumento da excitabilidade central e periférica dos órgãos genitais aos estímulos sexuais. Esta excitação genital pode ocorrer também na ausência de estímulos externos, como pode ocorrer durante o sono (Hammed, 2001).

A libido é o impulso inato para a atividade sexual, produzido pela ativação de um sistema específico no cérebro, e experimentado como uma sensação específica que motiva uma pessoa a procurar ou a ser recetiva à experiência sexual. Além disso, o desejo sexual pode variar ao longo da vida e de pessoa para pessoa, e é a resposta aprendida através de sentimentos de prazer, gozo ou insatisfação durante a atividade sexual. O desejo sexual deriva do interesse pela atividade sexual, da frequência preferida da atividade e da preferência de género por um parceiro sexual (Lumsden & Hickey, 2000).

A libido é definida como a necessidade biológica de atividade sexual (o desejo sexual) e exprime-se frequentemente como um comportamento de procura de sexo. A sua intensidade é variável entre indivíduos, bem como dentro de um mesmo indivíduo, ao longo de um determinado período de tempo. Pouco se sabe sobre a base fisiológica da libido. No entanto, a atividade sexual anterior e recente, o contexto psicossocial, a ativação dos receptores dopaminérgicos no cérebro e na espinal medula e as hormonas gonadais são alguns dos factores que se acredita participarem na regulação do desejo sexual (Kandeel et al., 2001).

Embora a primeira aparição exterior do desenvolvimento sexual em maturação ocorra numa idade mais precoce nas mulheres, tanto os homens como as mulheres atingem a maturidade física por volta dos dezassete anos. No entanto, o ritmo de desenvolvimento dos indivíduos é muito variável. Apesar das diferenças anatómicas e reprodutivas, as mulheres e os homens são mais parecidos do que a diferença na sua resposta fisiológica à excitação física e ao orgasmo. Não só há pouca diferença entre a resposta sexual feminina e masculina, como a resposta física é essencialmente a mesma, quer seja estimulada psicologicamente através da imaginação ou das emoções, quer fisicamente através do coito ou da estimulação mecânica e tátil (Reeder, Martin & Koniak-Griffin, 1997).

Fisiologicamente, de acordo com Masters e Johnson, o ciclo de resposta sexual pode ser analisado em termos de dois processos, a vasocongestão e a miotonia. A estimulação sexual resulta num reflexo de vasocongestão, dilatação dos vasos sanguíneos do pénis (ereção no homem) e dos vasos circunvaginais (lubrificação na mulher), que causam ingurgitamento e distensão dos genitais. A congestão venosa localiza-se principalmente nos genitais, mas também ocorre, em menor grau, nos seios e noutras partes do corpo. A excitação é caracterizada por miotonia (aumento do tónus muscular), resultando em contracções rítmicas voluntárias e involuntárias. Exemplos de miotonia sexualmente estimulada são o impulso pélvico, a careta facial e os espasmos das mãos e dos pés (espasmos corpopedais) (Reeder et al., 1997).

Cada sentido desempenha um papel na experiência sexual, mas alguns desempenham um papel mais importante do que outros. A informação visual desempenha um papel importante na atração sexual humana. As causas visuais podem ser um fator de excitação ou de desmotivação sexual. Investigadores da Queen's University, em Ontário, descobriram que os homens ficavam mais excitados fisicamente com fotografias de mulheres mais atraentes. Embora o sentido do olfato desempenhe um papel menos importante no controlo da excitação sexual nos seres humanos do que nos mamíferos inferiores, determinados odores podem ser um fator de excitação ou de desmotivação sexual. Muitos organismos são sexualmente excitados por substâncias químicas produzidas naturalmente chamadas feromonas, mas o seu papel no comportamento sexual humano continua por esclarecer. O sentido do tato tem os efeitos mais diretos na excitação e resposta sexual. As zonas erógenas são especialmente sensíveis à estimulação sexual tátil. O paladar parece desempenhar apenas um papel menor na excitação e na resposta sexual. Tal como as causas visuais e olfactivas, os sons podem ser activados e desactivados (Benson, 2003; Baumeister et al., 2006).

Excitação:

Durante a fase de excitação, começa a excitação erótica. Esta pode resultar de várias fontes, tais como pensar em sexo, ver um filme erótico ou exprimir amor ao parceiro. Iniciam-se os processos fisiológicos de vasocongestão e tensão neuromuscular. A vasocongestão geralmente ocorre rapidamente (em 10 a 60 segundos), tanto em mulheres como em homens, mas pode ser alterada pela fadiga, álcool ou drogas e idade. A fase de excitação pode ser prolongada, se desejado pelos parceiros sexuais, ou pode ser interrompida ou terminada por estímulos distractivos (Krozy, 2005).

As mulheres começam a mostrar sinais físicos de excitação sexual com lubrificação vaginal. Esta é o resultado direto da vasocongestão nas paredes da vagina, que faz com que o líquido se infiltre através do revestimento de tecido permeável. A quantidade de lubrificação varia nas mulheres, podendo ser pequena ou abundante. Os dois terços internos da vagina começam a expandir-se, tanto em largura como em profundidade, e ocorre uma mudança de cor (do vulgar vermelho púrpura para um púrpura mais escuro) como resultado da vasocongestão. À medida que esta resposta de "balonamento" da parte superior da vagina ocorre, o útero e o colo do útero são puxados para cima, para dentro da pélvis. Os pequenos e grandes lábios incham e começam a separar-se do orifício vaginal, o clítoris aumenta de tamanho e as glândulas de Bartholin aumentam de tamanho. O inchaço dos seios e a ereção do mamilo devem-se à acumulação de sangue nos tecidos mamários e à contração das fibras musculares à volta do mamilo. Verifica-se um aumento da tensão arterial, da pulsação e da respiração. No abdómen e no peito pode aparecer um rubor sexual que se assemelha a uma erupção cutânea fina (Westheimer & Lopater, 2002).

Para os homens, o primeiro sinal visível de excitação sexual é a ereção do pénis. Esta ocorre devido ao aumento do fluxo sanguíneo para o pénis, o que resulta num aumento da pressão do fluido. O aumento da pressão faz com que o pénis aumente de tamanho e de ângulo com o corpo. À medida que a vasoconstrição aumenta, a pele do escroto começa a engrossar e os testículos são puxados para mais perto do corpo. Os testículos também aumentam ligeiramente de tamanho devido à vasocongestão. O meato urinário dilata-se e a uretra fica humedecida com muco. As glândulas de Cowper podem segregar líquido. Alguns homens podem também apresentar sinais de inchaço mamário e ereção dos mamilos. Os homens também demonstram um aumento da pressão arterial, do pulso e da respiração e um rubor sexual no abdómen e no peito (Nichols & Zwelling, 1997; Hammed, 2001).

Planalto:

Durante esta segunda fase, a vasocongestão e a tensão muscular intensificam-se. Embora o patamar possa ser afetado por estímulos distractivos, quando as alterações físicas desta fase tiverem ocorrido, o orgasmo estará próximo.

Na mulher, a formação da plataforma orgásmica ocorre durante a fase de platô. Trata-se de um inchaço vasocongestivo acentuado ou de um espessamento dos tecidos que rodeiam o terço exterior da vagina, formando uma região semelhante a um manguito. Como resultado, o tamanho da entrada da vagina torna-se, de facto, mais pequeno para agarrar o pénis. O útero aumenta ligeiramente e eleva-se para uma posição mais alta; o orifício cervical abre-se ligeiramente; e os dois terços internos da vagina expandem-se mais em largura e profundidade, criando um efeito de "tenda". O clítoris aumenta ainda mais de tamanho devido ao aumento da vasoconstrição, mas eleva-se retraindo-se e puxando para dentro o capuz do clítoris. As glândulas de Bartholin produzem algumas gotas de líquido. A cor dos pequenos lábios muda de vermelho vivo para vermelho escuro nas multíparas e de cor-de-rosa para vermelho vivo nas nulíparas. Os seios continuam a inchar e as aréolas tornam-se proeminentemente inchadas. A cor do rubor sexual intensifica-se e espalha-se mais amplamente pelos seios e pelo peito. A tensão arterial, o pulso e a frequência respiratória permanecem elevados (Greenberg, et al.,

2002; & Krozy, 2005).

Nos homens, o pénis completa a sua ereção, a crista coronal no bordo da glande incha e a glande aumenta de diâmetro e desenvolve uma cor mais profunda devido a uma maior acumulação de sangue. O escroto fica ainda mais espesso e os testículos ficam tão cheios de sangue que podem ficar 25 a 50 por cento maiores. Os testículos são puxados ainda mais para cima e para mais perto do corpo, rodando na sua posição até que as suas superfícies posteriores sejam pressionadas contra o períneo. O bolbo uretral aumenta duas vezes de tamanho e o líquido seminal acumula-se na uretra prostática. Algumas gotas de líquido pré-ejaculatório, que podem conter espermatozóides, são segregadas pelas glândulas bulbares uretrais (glândulas de Cowper), duas estruturas em forma de pera logo abaixo da glândula prostática que drenam para a uretra e chegam à ponta do pénis. A tensão arterial, o pulso e a respiração continuam a aumentar (Hammed, 2001; & Greenberg, et al., 2002).

Orgasmo:

No orgasmo, a vasocongestão e a tensão neuromuscular atingem o seu pico e depois são libertadas. Uma vez atingida esta fase, a resposta fisiológica que ocorreu não pode ser interrompida por estímulos distractivos. Tanto as mulheres como os homens apresentam um relaxamento muscular intenso. Pode ocorrer uma contração de todos os músculos do corpo. Os músculos do pescoço, braços e pernas podem contrair-se em espasmo. Os músculos glúteos e abdominais contraem-se e podem ocorrer espasmos corpopedais das mãos e dos pés. A face pode contrair-se com uma careta. A tensão arterial, a pulsação e a respiração atingem o seu pico. Essas respostas à estimulação fisiológica e psicológica são experiências altamente pessoais e variam não apenas de pessoa para pessoa, mas também para cada indivíduo e cada encontro sexual (Nichols & Zwelling, 1997; Greenberg, et al., 2002).

O orgasmo na mulher consiste numa série de contracções musculares rítmicas da plataforma orgástica no terço exterior da vagina. Estas contracções ocorrem em intervalos de 0,8 segundos e podem variar entre 3 a 5 contracções num orgasmo ligeiro e 15 contracções num orgasmo intenso. O útero também se contrai ritmicamente desde o fundo do útero até ao colo do útero. Os músculos à volta do ânus também se podem contrair. As mulheres, subjetivamente, sentem o orgasmo como uma sensação de "paragem" ou "suspensão" seguida de uma intensa consciência sensual centrada no clítoris, que permanece retraído. O esfíncter anal também se contrai. Pode ocorrer uma perda temporária da acuidade sensorial, uma sensação de repouso ou uma sensação de abertura recetiva. A sensação de calor sentida na pélvis pode espalhar-se por todo o corpo. As contracções involuntárias da vagina são sentidas, seguidas de uma sensação de palpitação pélvica. A pressão sanguínea, o pulso e a respiração atingem o seu máximo e o rubor sexual é mais pronunciado (Nichols & Zwelling, 1997; Hammed, 2001; Greenberg, et al., 2002; Westheimer & Lopater, 2002; Krozy, 2005).

Durante muitos anos, houve uma controvérsia sobre a diferença, se é que existe, entre um orgasmo clitoriano e um orgasmo vaginal. Isto pode ter sido um resultado da crença de Freud de que o orgasmo clitoriano, muito provavelmente o resultado da masturbação, é um tipo de orgasmo imaturo, enquanto um orgasmo vaginal que ocorre como resultado de uma relação sexual é um orgasmo mais maduro. Infelizmente, muitas mulheres continuam a ter esta crença atualmente. Um tipo de orgasmo não é melhor do que o outro, e ambos provocam as mesmas reacções fisiológicas (Hammed, 2001; Krozy, 2005).

Os homens também sentem o orgasmo como uma série de contracções rítmicas dos órgãos pélvicos em intervalos de 0,8 segundos. No entanto, nos homens, o orgasmo ocorre em duas fases distintas. A fase preliminar, ou emissão, é iniciada por uma série de contracções rítmicas reflexas na glândula prostática, nas vesículas seminais e nos canais deferentes, forçando a ejaculação para o bolbo na base da uretra prostática. O sémen acumula-se numa poça, o bolbo uretral expande-se, o esfíncter uretral interno contrai-se e ocorre inevitavelmente uma sensação de ejaculação. Isto significa que, embora a ejaculação externa ainda não tenha ocorrido, o processo interno de ejaculação foi iniciado e não pode ser retido em nenhuma circunstância. Esta fase dura apenas 2 a 3 segundos (Nichols & Zwelling, 1997; Hammed, 2001; Westheimer & Lopater, 2002).

Na segunda fase do orgasmo, ou ejaculação, o esfíncter uretral interno permanece firmemente fechado para evitar que o sémen escorra para a bexiga ou se misture com a urina. Ocorre uma série de poderosas contracções rítmicas no bolbo uretral, nos músculos da base do pénis e no eixo do pénis, forçando o sémen a sair do pénis com grande força. O esfíncter anal também se contrai. Embora estas contracções comecem em intervalos regulares de 0,8 segundos, após as primeiras 3 ou 4 contracções, o ritmo e a intensidade começam a diminuir. A pressão sanguínea, o pulso e a respiração atingem o seu pico, e o rubor sexual é mais pronunciado. A experiência subjectiva do orgasmo para o homem é uma sensação de calor interno profundo ou de pressão latejante, que conduz rapidamente a contracções do esfíncter uretral e a uma perceção do volume de líquido seminal expelido pela uretra (Nichols & Zwelling, 1997; & Krozy, 2005).

Resolução:

A fase final, ou resolução, é o regresso fisiológico a um estado de base não excitado, e ocorre um estado geral de relaxamento. As alterações anatómicas observadas nas fases de excitação e de planalto são invertidas. O orgasmo desencadeia uma libertação maciça de tensão muscular (miotonia) e a libertação de sangue dos vasos sanguíneos ingurgitados (vasocongestão). A duração desta fase é paralela à duração da fase de excitação, geralmente de 15 a 30 minutos (Nichols & Zwelling, 1997; Hammed, 2001; & Greenberg, et al., 2002).

Nas mulheres, o clítoris volta à sua posição normal dentro de 5 a 10 segundos após o orgasmo; no entanto, demora mais tempo a voltar ao tamanho normal. Os pequenos e grandes lábios voltam ao tamanho, posição e cor normais. A plataforma orgásmica relaxa e encolhe rapidamente após o orgasmo. O balonamento da vagina diminui; o tamanho do útero diminui; e o útero desce para a sua posição normal, permitindo que o colo do útero caia na poça seminal. O tamanho dos seios diminui, fazendo com que o mamilo pareça temporariamente mais ereto (Nichols & Zwelling, 1997; Hammed, 2001; Westheimer & Lopater, 2002).

Durante a fase de resolução, o homem perde a sua ereção em duas fases. Primeiro, há uma rápida diminuição do tamanho e do ângulo da ereção, resultante do esvaziamento do sangue do corpo cavernoso. No entanto, o pénis continua a estar ligeiramente aumentado. Na segunda fase, a diminuição contínua do tamanho do pénis ocorre mais lentamente, devido ao esvaziamento mais lento do corpo esponjoso e da glande. O escroto afina-se e os testículos voltam ao tamanho e posição normais. Durante esta fase, o homem passa por um período refratário e fica incapaz de continuar a excitação ou a ejaculação durante algum tempo. Dependendo da idade, fadiga, stress e outras variáveis, este período pode durar de alguns minutos a 24 horas (Nichols & Zwelling, 1997;

Hammed, 2001; Greenberg et al., 2002; & Westheimer & Lopater, 2002; Krozy, 2005).

Tanto as mulheres como os homens sentem uma diminuição do rubor sexual, e a tensão arterial, o pulso e a respiração voltam ao normal. Uma transpiração ligeira pode cobrir o corpo. Esta é uma resposta distinta à fase de resolução e não o resultado de esforço (Hammed, 2001; Greenberg et al., 2002; & Westheimer & Lopater, 2002).

Mesmo que o orgasmo não ocorra, a interrupção da estimulação sexual conduzirá a uma fase de resolução. No entanto, a vasocongestão da região pélvica não se resolve tão rapidamente, nomeadamente se a fase de planalto da excitação sexual tiver sido prolongada. A plataforma orgásmica nas mulheres e a ereção nos homens desaparecem rapidamente; no entanto, pode haver uma sensação persistente de peso ou dor pélvica devido à continuação da vasocongestão que não foi libertada com o orgasmo. Estes sintomas podem ser aliviados por orgasmos que ocorrem durante o sono ou a masturbação (Hammed, 2001; Westheimer & Lopater, 2002; & Krozy, 2005).

Diferenças entre homens e mulheres:

Embora o ciclo de resposta sexual seja semelhante para homens e mulheres, existem ligeiras diferenças entre os sexos. As mulheres não têm um período refratário na fase de resolução e, por isso, são capazes de ter orgasmos múltiplos. Embora os orgasmos múltiplos sejam possíveis nas mulheres, nem todas as mulheres os experimentam, e não devem ser vistos como um objetivo sexual final. Algumas mulheres podem experimentar um orgasmo múltiplo pela primeira vez durante a gravidez devido ao aumento da vasocongestão; outras mulheres podem experimentar um orgasmo múltiplo pela primeira vez a meio da idade adulta. Os padrões de resposta sexual feminina são também mais variados do que os padrões de resposta sexual masculina no que respeita às sensações experimentadas e à duração de cada uma das fases. Para as mulheres, a fase de excitação pode ter uma duração variável e a fase de planalto pode ocorrer em vários picos ou não ocorrer de todo, pode ou não haver orgasmo e a fase de resolução pode ter uma duração variável. Para os homens, um padrão de resposta sexual é comum: a excitação geralmente prossegue rapidamente, levando a um curto período de platô, orgasmo e resolução (Nichols & Zwelling, 1997).

Devido a estas diferenças no padrão de resposta sexual de homens e mulheres, os parceiros podem atingir o orgasmo em alturas diferentes. Este facto pode criar problemas e preocupações para um casal se acreditarem que é desejável atingir o orgasmo em simultâneo. Este pode ser um objetivo irrealista. É importante para um casal aprender sobre o ciclo de resposta sexual, comunicar um com o outro em relação aos desejos e sentimentos sexuais e esforçar-se para agradar um ao outro através da sensibilidade e atenção às necessidades do outro (Nichols & Zwelling, 1997).

2. Disfunção sexual

A disfunção sexual é uma dificuldade durante qualquer fase do ato sexual (que inclui o desejo, a excitação, o orgasmo e a resolução) que impede o indivíduo ou o casal de desfrutar da atividade sexual. Os factores emocionais que afectam o sexo incluem problemas interpessoais (como problemas conjugais/relacionais, ou falta de confiança e de comunicação aberta entre os parceiros) e problemas psicológicos do indivíduo (depressão, medos ou culpas sexuais, traumas sexuais passados, perturbações sexuais, etc.) (Greenberg et al., 2002; & Baumeister et al., 2006).

Os factores físicos incluem drogas (álcool, nicotina, narcóticos, estimulantes, anti-hipertensores, anti-histamínicos e alguns fármacos psicoterapêuticos); lesões nas costas, problemas com uma próstata aumentada, problemas de fornecimento de sangue, lesões nervosas (como nas lesões da espinal medula); ou doenças (neuropatia diabética, esclerose múltipla, tumores e, raramente, sífilis terciária); insuficiência de vários sistemas de órgãos (como o coração e os pulmões); distúrbios endócrinos (problemas na tiroide, hipófise ou glândulas supra-renais); deficiências hormonais (baixos níveis de testosterona, estrogénio ou androgénios); e alguns defeitos congénitos. Nos homens, cerca de 1/3 dos homens norte-americanos, a incidência aumenta rapidamente com a idade superior a 40 anos, com 25% do grupo entre os 40 e os 49 anos a sentir um problema. Nas mulheres, a incidência é incerta mas elevada, certamente superior à dos homens, podendo ultrapassar os 40%. Inclui problemas mecânicos como secura, dores vaginais e, mais frequentemente, problemas de libido, incapacidade de atingir o orgasmo tradicionalmente atribuída a problemas de contexto e de relacionamento (Westheimer & Lopater, 2002).

Disfunções sexuais masculinas

Um problema sexual, ou disfunção sexual, refere-se a um problema durante qualquer fase do ciclo de resposta sexual que impede o indivíduo ou o casal de sentir satisfação com a atividade sexual. O ciclo de resposta sexual tem quatro fases: excitação, platô, orgasmo e resolução. Embora os estudos sugiram que a disfunção sexual é comum (43% das mulheres e 31% dos homens referem algum grau de dificuldade), é um tema que muitas pessoas hesitam em discutir. Felizmente, a maioria dos casos de disfunção sexual é tratável (Green, 2007; NIDDK, 2005).

A disfunção sexual pode ser o resultado de um problema físico ou psicológico. Muitas condições físicas e/ou médicas podem causar problemas na função sexual. Estas condições incluem diabetes, doenças cardíacas e vasculares (vasos sanguíneos), perturbações neurológicas, desequilíbrios hormonais, doenças crónicas como insuficiência renal ou hepática, alcoolismo e abuso de drogas. Além disso, os efeitos secundários de certos medicamentos, incluindo alguns antidepressivos, podem afetar o desejo e a função sexual. As causas psicológicas podem incluir stress e ansiedade relacionados com o trabalho, preocupação com o desempenho sexual, problemas conjugais ou de relacionamento, depressão, sentimentos de culpa e os efeitos de um trauma sexual passado (Rothman, 2000; Ballas, 2006; Green, 2007).

Disfunção erétil:

A disfunção erétil, por vezes designada por "impotência", é a incapacidade repetida de obter ou manter uma ereção suficientemente firme para ter relações sexuais. A palavra "impotência" também pode ser utilizada para descrever outros problemas que interferem com as relações sexuais e a reprodução, como a falta de desejo sexual e problemas com a ejaculação ou o orgasmo. A utilização do termo disfunção erétil torna claro que não estão envolvidos outros problemas (Rothman, 2000; Ballas, 2006; Green, 2007).

A disfunção erétil ou DE pode ser uma incapacidade total de atingir a ereção, uma capacidade inconsistente de o fazer ou uma tendência para manter apenas erecções breves. Estas variações tornam difícil definir a DE e estimar a sua incidência. As estimativas variam entre 15 e 30 milhões, consoante a definição utilizada. De acordo com o National Ambulatory Medical Care Survey (NAMCS), por cada 1.000 homens nos Estados Unidos, foram efectuadas 7,7 consultas médicas por DE em 1985. Em 1999, essa taxa tinha quase triplicado para 22,3. O aumento ocorreu gradualmente, presumivelmente à medida que os tratamentos, como os dispositivos de vácuo e os medicamentos injectáveis, se tornaram mais amplamente disponíveis e a discussão da função erétil passou a ser aceite. Talvez o avanço mais publicitado tenha sido a introdução do medicamento oral citrato de sildenafil (Viagra) em março de 1998. Os dados do NAMCS sobre novos fármacos mostram uma estimativa de 2,6 milhões de prescrições de Viagra em consultas médicas em 1999, e um terço dessas menções ocorreu durante consultas para um diagnóstico diferente de DE (NIDDK, 2005).

Nos homens mais velhos, a DE tem normalmente uma causa física, como doenças, lesões ou efeitos secundários de medicamentos. Qualquer doença que provoque lesões nos nervos ou prejudique o fluxo sanguíneo para o pénis pode causar DE. A incidência aumenta com a idade; cerca de 5% dos homens com 40 anos e entre 15 a 25% dos homens com 65 anos sofrem de DE. No entanto, não se trata de um fenómeno inevitável do envelhecimento. A DE pode ser tratada em qualquer idade, e a consciência deste facto tem vindo a aumentar. Mais homens têm procurado ajuda e regressado à atividade sexual normal devido à melhoria e ao sucesso dos tratamentos para a DE. Os urologistas, especializados em problemas do trato urinário, têm tradicionalmente tratado a DE; no entanto, os urologistas representavam apenas 25% das menções ao Viagra em 1999 (NIDDK, 2005; Ballas, 2006).

O pénis contém duas câmaras chamadas corpos cavernosos, que percorrem todo o comprimento do órgão. Um tecido esponjoso preenche as câmaras. Os corpos cavernosos estão rodeados por uma membrana, chamada túnica albugínea. O tecido esponjoso contém músculo liso, tecidos fibrosos, espaços, veias e artérias. A uretra, que é o canal para a urina e a ejaculação, corre ao longo da parte inferior dos corpos cavernosos e é rodeada pelo corpo esponjoso (Rothman, 2000; Seibert, 2001).

A ereção começa com uma estimulação sensorial ou mental, ou ambas. Os impulsos do cérebro e dos nervos locais fazem com que os músculos dos corpos cavernosos relaxem, permitindo que o sangue entre e preencha os espaços. O sangue cria pressão nos corpos cavernoso, fazendo com que o pénis se expanda. A túnica albugínea ajuda a reter o sangue nos corpos cavernosos, mantendo assim a ereção. Quando os músculos do pénis se contraem para parar a entrada de sangue e abrir os canais de saída, a ereção é invertida (Greenberg et al., 2002; & Westheimer & Lopater, 2002).

Uma vez que uma ereção requer uma sequência precisa de eventos, a DE pode ocorrer quando qualquer um dos eventos é interrompido. A sequência inclui impulsos nervosos no cérebro, coluna vertebral e área à volta do pénis; e resposta nos músculos, tecidos fibrosos, veias e artérias dentro e perto dos corpos cavernosos. A causa mais comum de DE são os danos nos nervos, artérias, músculos lisos e tecido fibroso, muitas vezes em resultado de doença. Doenças como a diabetes, doenças renais, esclerose múltipla, aterosclerose, doenças vasculares, doenças neurológicas e alcoolismo crónico são responsáveis por cerca de 70% dos casos de DE. Entre 35 e 50% dos homens com diabetes sofrem de DE (Brosman, 2008).

As opções de estilo de vida que contribuem para as doenças cardíacas e os problemas vasculares também aumentam o risco de disfunção erétil. Fumar, ter excesso de peso e evitar o exercício físico são possíveis causas de DE. Além disso, a cirurgia (especialmente a cirurgia radical da próstata e da bexiga para o cancro) pode lesionar os nervos e as artérias perto do pénis, causando DE. As lesões do pénis, da medula espinal, da próstata, da bexiga e da pélvis podem provocar DE ao lesionar os nervos, os músculos lisos, as artérias e os tecidos fibrosos dos corpos cavernosos. Para além disso, muitos medicamentos comuns, por exemplo, anti-hipertensores, anti-histamínicos, antidepressivos, tranquilizantes, inibidores de apetite e cimetidina (um medicamento para a úlcera) podem produzir DE como efeito secundário (Ballas, 2006).

Os especialistas acreditam que os factores psicológicos como o stress, a ansiedade, a culpa, a depressão, a baixa autoestima e o medo do fracasso sexual causam 10 a 20% dos casos de DE. Os homens com uma causa física para a DE apresentam frequentemente o mesmo tipo de reacções psicológicas (stress, ansiedade, culpa e depressão). Outras causas possíveis são o tabagismo, que afecta o fluxo sanguíneo nas veias e artérias, e anomalias hormonais, como o hipogonadismo (Miller, 2000; & Swierzewski, 2003).

As histórias médica e sexual ajudam a definir o grau e a natureza da DE. Uma história médica pode revelar doenças que levam à DE, enquanto uma simples descrição da atividade sexual pode distinguir entre problemas de desejo sexual, ereção, ejaculação ou orgasmo. O consumo de determinados medicamentos prescritos ou ilegais pode sugerir uma causa química, uma vez que os efeitos dos medicamentos são responsáveis por 25% dos casos de DE. A redução ou substituição de certos medicamentos pode muitas vezes aliviar o problema (Miller, 2000; & Swierzewski, 2003).

Um exame físico pode dar pistas sobre problemas sistémicos. Por exemplo, se o pénis não for sensível ao toque, a causa pode ser um problema no sistema nervoso. Caraterísticas sexuais secundárias anormais, como o padrão do cabelo ou o aumento dos seios, podem apontar para problemas hormonais, o que significa que o sistema endócrino está envolvido. O examinador pode descobrir um problema circulatório ao observar pulsos diminuídos no pulso ou nos tornozelos, e caraterísticas invulgares do próprio pénis podem sugerir a origem do problema, por exemplo, um pénis que se dobra ou curva quando ereto pode ser o resultado da doença de Peyronie (Hellstrom, 2006).

Vários testes laboratoriais podem ajudar a diagnosticar a DE. Os testes para doenças sistémicas incluem contagens sanguíneas, análise de urina, perfil lipídico e medições de creatinina e enzimas hepáticas. A medição da quantidade de testosterona livre no sangue pode fornecer informações sobre problemas com o sistema endócrino e é indicada especialmente em doentes com diminuição do desejo sexual (Hellstrom, 2006).

A monitorização das erecções que ocorrem durante o sono (tumescência peniana nocturna) pode ajudar a excluir certas causas psicológicas da DE. É sabido que os homens saudáveis têm erecções involuntárias durante o sono. Se não ocorrerem erecções nocturnas, é provável que a DE tenha uma causa física e não psicológica. No entanto, os testes de ereção nocturna não são totalmente fiáveis. Os cientistas não padronizaram esses testes e não determinaram quando eles devem ser aplicados para obter melhores resultados (Stuart & Laraia, 2005).

Um exame psicossocial, através de uma entrevista e de um questionário, revela factores psicológicos. A parceira sexual do homem também pode ser entrevistada para determinar as expectativas e percepções durante a relação sexual. A maioria dos médicos sugere que os tratamentos sejam efectuados do menos para o mais invasivo. Para alguns homens, fazer algumas alterações num estilo de vida saudável pode resolver o problema. Deixar de fumar, perder o excesso de peso e aumentar a atividade física pode ajudar alguns homens a recuperar a função sexual. A seguir, considera-se a possibilidade de reduzir o consumo de medicamentos com efeitos secundários nocivos. Por exemplo, os medicamentos para a tensão arterial elevada actuam de formas diferentes. Se achar que um determinado medicamento está a causar problemas de ereção, informe o seu médico e pergunte-lhe se pode experimentar uma classe diferente de medicamentos para a tensão arterial (Stuart & Laraia, 2005).

A psicoterapia e as modificações de comportamento em doentes selecionados são consideradas a seguir, se indicadas, seguidas de medicamentos orais ou injectados localmente, dispositivos de vácuo e dispositivos implantados cirurgicamente. Em casos raros, pode ser considerada uma cirurgia que envolva veias ou artérias. Os especialistas tratam frequentemente a DE de base psicológica utilizando técnicas que diminuem a ansiedade associada ao ato sexual. A parceira do doente pode ajudar com as técnicas, que incluem o desenvolvimento gradual da intimidade e da estimulação. Essas técnicas também podem ajudar a aliviar a ansiedade quando a DE de causas físicas está a ser tratada (Nursing-Encyclopedia, 2001; Brosman, 2008).

Os medicamentos para tratar a DE podem ser tomados por via oral, injectados diretamente no pénis ou inseridos na uretra, na ponta do pénis. Em março de 1998, a Food and Drug Administration (FDA) aprovou o Viagra, o primeiro comprimido para tratar a DE. Desde essa altura, foram também aprovados o cloridrato de vardenafil (Levitra) e o tadalafil (Cialis). Outros medicamentos orais estão a ser testados quanto à sua segurança e eficácia. O Viagra, o Levitra e o Cialis pertencem a uma classe de medicamentos denominados inibidores da fosfodiesterase (PDE). Tomados uma hora antes da atividade sexual, estes medicamentos actuam aumentando os efeitos do óxido nítrico, uma substância química que relaxa os músculos lisos do pénis durante a estimulação sexual e permite o aumento do fluxo sanguíneo (Vitroman Health Digest, 2008).

Embora os medicamentos orais melhorem a resposta à estimulação sexual, não provocam uma ereção automática como as injecções. A dose recomendada para o Viagra é de 50 mg e o médico pode ajustar esta dose para 100 mg ou 25 mg, consoante o doente. A dose recomendada de Levitra ou Cialis é de 10 mg e o médico pode ajustar esta dose para 20 mg se 10 mg for insuficiente. Está disponível uma dose mais baixa de 5 mg para os doentes que tomam outros medicamentos ou que sofrem de doenças que podem diminuir a capacidade do organismo para utilizar o medicamento. O Levitra também está disponível numa dose de 2,5 mg (Swierzewski, 2003; Vitroman Health Digest, 2008)

Nenhum destes inibidores da PDE deve ser utilizado mais do que uma vez por dia. Os homens que tomam medicamentos à base de nitratos, como a nitroglicerina, para problemas cardíacos não devem usar nenhum dos dois medicamentos, porque a combinação pode causar uma queda súbita da tensão arterial. Além disso, o doente tem de informar o médico se estiver a tomar medicamentos chamados alfa-bloqueadores, que são utilizados para tratar o aumento da próstata ou a tensão arterial elevada. Assim, o médico pode precisar de ajustar a prescrição de DE. A toma simultânea de um inibidor da PDE, em particular o tadalafil, e de um alfa-bloqueador (no espaço de 4 horas) pode provocar uma descida súbita da tensão arterial (Montague et al., 2005)

A testosterona oral pode reduzir a DE em alguns homens com baixos níveis de testosterona natural, mas é frequentemente ineficaz e pode causar danos no fígado. Os doentes também afirmam que outros medicamentos orais, incluindo o cloridrato de ioimbina, os agonistas da dopamina e da serotonina e a trazodona, são eficazes, mas os resultados dos estudos científicos que comprovam estas afirmações têm sido inconsistentes. As melhorias observadas após a utilização destes medicamentos podem ser exemplos do efeito placebo, ou seja, uma alteração que resulta simplesmente do facto de o doente acreditar que irá ocorrer uma melhoria. Muitos homens conseguem erecções mais fortes através da injeção de medicamentos no pénis, fazendo com que este fique cheio de sangue. Medicamentos como o cloridrato de papaverina, a fentolamina e o alprostadil (comercializado como Caverject) alargam os vasos sanguíneos. No entanto, estes medicamentos podem provocar efeitos secundários indesejáveis, incluindo ereção persistente (conhecida como priapismo) e fibrose dos tecidos do pénis. A nitroglicerina, um relaxante muscular, pode por vezes aumentar a ereção quando esfregada no pénis (Swierzewski, 2003; Vitroman Health Digest, 2008)

Um sistema para inserir um pellet de alprostadil na uretra é comercializado como MUSE (Medicated Urethral System for Erection). O sistema utiliza um aplicador pré-cheio para introduzir a pastilha a cerca de 2,5 cm de profundidade na uretra. A ereção começa dentro de 8 a 10 minutos e pode durar 30 a 60 minutos. Os efeitos secundários mais comuns são dores no pénis, nos testículos e na área entre o pénis e o reto; calor ou sensação de ardor na uretra; vermelhidão devido ao aumento do fluxo sanguíneo para o pénis; e pequenas hemorragias ou manchas na uretra (NIDDK, 2005).

Os dispositivos mecânicos de vácuo provocam a ereção através da criação de um vácuo parcial, que atrai o sangue para o pénis, engurgitando-o e expandindo-o. Os dispositivos têm três componentes: um cilindro de plástico, no qual o pénis é colocado; uma bomba, que extrai o ar do cilindro; e uma banda elástica, que é colocada à volta da base do pénis para manter a ereção depois de o cilindro ser retirado e durante a relação sexual, impedindo que o sangue volte para o corpo (NIDDK, 2005).

A cirurgia tem normalmente um de três objectivos: 1) implantar um dispositivo que pode fazer com que o pénis fique ereto; 2) reconstruir as artérias para aumentar o fluxo de sangue para o pénis; e 3) bloquear as veias que permitem a saída de sangue dos tecidos do pénis. Os dispositivos implantados, conhecidos como próteses, podem restaurar a ereção em muitos homens com DE. Os possíveis problemas com os implantes incluem avaria mecânica e infeção, embora os problemas mecânicos tenham diminuído nos últimos anos devido aos avanços tecnológicos. Os implantes maleáveis consistem normalmente em hastes emparelhadas, que são inseridas cirurgicamente nos corpos cavernosos. O utilizador ajusta manualmente a posição do pénis e, consequentemente, das hastes. O ajuste não afecta a largura ou o comprimento do pénis (Leshile, 2008)

Os implantes insufláveis consistem em cilindros emparelhados, que são inseridos cirurgicamente no interior do pénis e que podem ser expandidos com fluido pressurizado. Os tubos ligam os cilindros a um reservatório de fluido e a uma bomba, que também são implantados cirurgicamente. O doente insufla os cilindros pressionando a pequena bomba, localizada sob a pele no escroto. Os implantes insufláveis podem aumentar ligeiramente o comprimento e a largura do pénis. Também deixam o pénis num estado mais natural quando não está insuflado (Motola, 2007; Leshile, 2008).

A cirurgia para reparar as artérias pode reduzir a DE causada por obstruções que bloqueiam o fluxo de sangue. Os melhores candidatos a esta cirurgia são os homens jovens com um bloqueio discreto de uma artéria devido a uma lesão na virilha ou a uma fratura da pélvis. O procedimento quase nunca é bem sucedido em homens mais velhos com doenças vasculares generalizadas. A cirurgia às veias que permitem a saída de sangue do pénis envolve normalmente um procedimento oposto (bloqueio intencional). O bloqueio das veias (ligadura) pode reduzir a fuga de sangue que diminui a rigidez do pénis durante a ereção. No entanto, os especialistas levantaram questões sobre a eficácia a longo prazo deste procedimento, pelo que raramente é efectuado (NIDDK, 2005; Leshile, 2008).

Ejaculação precoce:

A segunda disfunção sexual mais comum nos homens é a ejaculação precoce. Também conhecida como ejaculação rápida, clímax rápido, clímax prematuro ou ejaculação precoce, é o problema sexual mais comum nos homens, afectando 25-40% dos homens. Caracteriza-se por uma falta de controlo voluntário sobre a ejaculação. Masters e Johnson afirmaram que um homem sofre de ejaculação precoce se ejacular antes de a sua parceira sexual atingir o orgasmo em mais de cinquenta por cento dos seus encontros sexuais. Outros investigadores sexuais definiram a ejaculação precoce como ocorrendo se o homem ejacular nos dois minutos seguintes à penetração; no entanto, um inquérito realizado por Alfred Kinsey nos anos 50 demonstrou que três quartos dos homens ejaculam nos dois minutos seguintes à penetração em mais de metade dos seus encontros sexuais. Atualmente, a maioria dos terapeutas sexuais entende a ejaculação precoce como ocorrendo quando a falta de controlo ejaculatório interfere com o bem-estar sexual ou emocional de um ou de ambos os parceiros (Byers & Grenier, 2004; Ballas, 2006).

A maioria dos homens experimenta a ejaculação precoce pelo menos uma vez na vida. Muitas vezes, os adolescentes e os jovens experimentam a ejaculação precoce durante as suas primeiras relações sexuais, mas acabam por aprender a controlar a ejaculação. Como existe uma grande variabilidade tanto no tempo que os homens demoram a ejacular, como no tempo que ambos os parceiros querem que o sexo dure, os investigadores começaram a formar uma definição quantitativa da ejaculação precoce. As evidências actuais apoiam um tempo médio de latência da ejaculação intravaginal (IELT) de seis minutos e meio em indivíduos entre os 18 e os 30 anos. Se a perturbação for definida como um percentil de IELT inferior a 2,5 minutos, então a ejaculação precoce poderia ser sugerida por um IELT inferior a cerca de um minuto e meio. No entanto, é bem aceite que os homens com IELTs inferiores a 1,5 minutos podem estar "satisfeitos" com o seu desempenho e não referem falta de controlo, pelo que não sofrem de EP. Por outro lado, um homem com um IELT de 2 minutos pode apresentar uma perceção de falta de controlo sobre a sua ejaculação, estar angustiado com a sua condição, ter dificuldades interpessoais e, por conseguinte, ser diagnosticado com EP (Master & Turek, 2001).

Embora os homens por vezes subestimem a relação entre o desempenho sexual e o bem-estar emocional, os factores psicológicos contribuem normalmente para a ejaculação precoce. A ejaculação precoce pode ser causada por depressão temporária, stress sobre questões financeiras, expectativas irrealistas sobre o desempenho, uma história de repressão sexual ou uma falta de confiança geral. A dinâmica interpessoal contribui fortemente para a função sexual, e a ejaculação precoce pode ser causada por uma falta de comunicação entre os parceiros, sentimentos feridos ou conflitos não resolvidos que interferem com a capacidade de alcançar a intimidade emocional. A ejaculação precoce neurológica pode também levar a outras formas de disfunção sexual, ou intensificar o problema existente, criando ansiedade de desempenho. Num contexto menos patológico, a ejaculação precoce pode também ser simplesmente causada por uma excitação extrema (Miller, 2000; Swierzewski, 2003; Waldinger et al., 2005).

A investigação recente também investigou o papel dos factores que envolvem a parceira feminina. Um estudo realizado com jovens casais revelou que o IELT do marido parece ser afetado pelas fases do ciclo menstrual da mulher, sendo que o IELT tende a ser mais curto durante a fase fértil. Outros estudos sugerem que os homens jovens com parceiras mais velhas atingem o limiar ejaculatório mais cedo, em média, do que aqueles cujas parceiras são da sua idade ou mais novas (Psychology Network, 2009).

O processo físico da ejaculação requer duas acções sequenciais: emissão e expulsão. A fase de emissão é a primeira a acontecer e envolve a deposição do líquido seminal dos vasos diferenciais ampulares, das vesículas seminais e da glândula prostática na uretra posterior. A segunda fase é a expulsão do sémen, que envolve o encerramento do colo da bexiga, seguido de contracções rítmicas da uretra pelo músculo pélvico-perineal e bulbospongioso e relaxamento intermitente do esfíncter externo da uretra. Atualmente, acredita-se que os neurotransmissores serotonina (5HT) têm um papel central na modulação da ejaculação. Vários estudos em animais demonstraram o seu efeito inibitório sobre a ejaculação. Por conseguinte, pensa-se que um baixo nível de serotonina na fenda sináptica nestas áreas específicas do cérebro pode causar a ejaculação precoce. Esta teoria é ainda apoiada pela eficácia comprovada dos inibidores selectivos da recaptação da serotonina (SSRI), que aumentam o nível de serotonina na sinapse, no tratamento da EP (Truitt & Coolen, 2002).

Os neurónios motores simpáticos controlam a fase de emissão do reflexo de ejaculação e a fase de expulsão é executada por neurónios motores somáticos e autónomos. Estes neurónios motores estão localizados na medula espinhal toracolombar e lombossacra e são activados de forma coordenada quando uma entrada sensorial suficiente, para atingir o limiar ejaculatório, entra no sistema nervoso central (Master, & Turek, 2001).

Foram identificadas várias áreas no cérebro, e especialmente o núcleo paragigantocelular, que estão envolvidas no controlo ejaculatório. Há muito que os cientistas suspeitam de uma ligação genética a certas formas de ejaculação precoce. Num estudo, noventa e um por cento dos homens que sofriam de ejaculação precoce ao longo da vida também tinham um parente em primeiro grau com ejaculação precoce ao longo da vida. Outros investigadores observaram que os homens que sofrem de ejaculação precoce têm uma resposta neurológica mais rápida nos músculos pélvicos. Exercícios simples, normalmente sugeridos por terapeutas sexuais, podem melhorar significativamente o controlo ejaculatório de homens com ejaculação precoce causada por factores neurológicos. Muitas vezes, estes homens podem beneficiar de medicamentos anti-ansiedade ou SSRIs, como a sertralina ou a paroxetina, uma vez que estes abrandam o tempo de ejaculação. Alguns homens preferem usar cremes anestésicos; no entanto, estes cremes podem também afetar a sensação na parceira do homem, e não são geralmente recomendados pelos terapeutas sexuais (Stuart & Laraia, 2005; Hellstrom, 2006).

Os sintomas podem ser significativamente reduzidos. Em muitos casos, os tratamentos centram-se no treino gradual e na melhoria da habituação mental ao sexo, bem como no desenvolvimento físico do controlo da estimulação. Em casos clínicos, estão a ser testados vários medicamentos para ajudar a abrandar a velocidade da resposta de excitação. Sem entrar em pormenores, Masters e Johnson recomendaram uma técnica de início e paragem. Isto é difícil e requer uma grande cooperação e comunicação entre o casal. Qualquer forma de modificação do comportamento não é tão bem sucedida como a medicação ou os suplementos que aumentam os níveis de serotonina (Nusbaum, & Hamilton, 2002).

Os medicamentos antidepressivos sujeitos a receita médica provocam frequentemente um atraso no reflexo orgásmico. Estes medicamentos pertencem a uma família de medicamentos denominados SSRI. Os nomes de marca representativos dos medicamentos SSRI são Prozac, Zoloft, Celexa, Effexor e Lexapro. O famoso fisiologista William Ganong, autor de muitos manuais de medicina, citou o 5-HTP dietético como uma fonte alternativa para aumentar os níveis de serotonina. Existem muitos suplementos disponíveis que contêm 5-HTP, como o Detain X (Vitroman Health Digest, 2008).

Foram desenvolvidas bainhas externas rígidas de látex fixadas ao corpo que cobrem todas as partes do pénis durante a penetração, de modo a que o pénis fique protegido de toda a estimulação da vagina. Estas ajudam a ganhar controlo e a proporcionar satisfação à parceira. Masters e Johnson recomendaram a utilização da posição coital lateral para ajudar a aliviar a ejaculação precoce (Miller, 2000; & Byers & Grenier, 2004).

Critérios de diagnóstico para a Ejaculação Precoce DSM-IV-TR (ASA) relataram 1) Ejaculação persistente ou recorrente com estimulação sexual mínima antes, durante ou pouco depois da penetração e antes de a pessoa o desejar. O clínico deve ter em conta factores que afectam a duração da fase de excitação, tais como a idade, a novidade do parceiro ou da situação sexual e a frequência recente da atividade sexual; 2) A perturbação causa angústia acentuada ou dificuldade interpessoal; 3) A ejaculação precoce não se deve exclusivamente aos efeitos diretos de uma substância, por exemplo, a abstinência de opiáceos (Miller, 2000; Byers & Grenier, 2004).

A ejaculação precoce deve ser distinguida da disfunção erétil relacionada com o desenvolvimento de uma condição médica geral. Alguns indivíduos com disfunção erétil podem omitir as suas estratégias habituais para atrasar o orgasmo. Outros necessitam de estimulação não-coital prolongada para desenvolver um grau de ereção suficiente para a intromissão. Nestes indivíduos, a excitação sexual pode ser tão elevada que a ejaculação ocorre imediatamente. Os problemas ocasionais de ejaculação precoce que não são persistentes ou recorrentes ou que não são acompanhados de angústia acentuada ou dificuldade interpessoal não se qualificam para o diagnóstico de ejaculação precoce. O médico deve também ter em conta a idade do indivíduo, a experiência sexual geral, a atividade sexual recente e a novidade da parceira. Quando os problemas de ejaculação precoce se devem exclusivamente ao uso de substâncias (por exemplo, abstinência de opiáceos), pode ser diagnosticada uma disfunção sexual induzida pela substância (Seibert, 2001).

Kaplan (1974) focou a principal causa da ejaculação precoce como sendo a falta de consciência do homem das sensações de prematuridade antes da ejaculação. A capacidade de controlar a ejaculação ocorre como um processo de amadurecimento gradual com uma parceira sexual, quando os preliminares se tornam mais "prazeres" de dar e receber do que estritamente orientados para um objetivo (Greenberg et al., 2002; Wertheimer & Lopater, 2002; Ashton, Young, & Lopiccolo, 2006).

Desejo sexual hipoactivo

A perturbação hipoactiva do desejo sexual (HSDD) define-se como a aversão extrema, persistente ou recorrente, à ausência de contacto sexual genital com um parceiro sexual, bem como à evitação de todo ou quase todo o contacto sexual genital. Os sinónimos de HSDD incluem aversão sexual, desejo sexual inibido, apatia sexual e anorexia sexual. O HSDD não é raro, ocorrendo em ambos os sexos. É a mais comum de todas as perturbações sexuais femininas (Maurice, 2005).

A pessoa afetada tem um baixo nível de interesse e desejo sexual que se manifesta por uma incapacidade de iniciar ou de responder ao início da atividade sexual do parceiro. O TDSH torna-se uma perturbação diagnosticável quando causa sofrimento acentuado ou instabilidade interpessoal, de acordo com o Manual de Diagnóstico e Estatística das Perturbações Mentais, quarta edição (também conhecido como DSM-IV). O HSDD pode ser situacional (orientado exclusivamente contra um parceiro) ou geral, caso em que existe uma falta de interesse sexual por qualquer pessoa. Na forma extrema de HSDD, o doente não só não tem desejo sexual, como também pode considerar o sexo repulsivo, revoltante e desagradável. Em casos extremos de HSDD, podem estar presentes reacções fóbicas ou de pânico. O HSDD pode ser o resultado de factores físicos ou emocionais (Levine, 2007).

As disfunções sexuais são definidas como perturbações no ciclo de resposta sexual. Isto implica que o ciclo de resposta sexual é linear: 1) Primeiro, é preciso sentir desejo, 2) Segundo, é preciso procurar estimulação sexual e ficar excitado, e 3) Por último, é preciso atingir o orgasmo. Embora os homens sintam um baixo desejo sexual com menos frequência do que as mulheres, este facto pode estar em parte relacionado com a forma como o homem manifesta o baixo desejo sexual. Se se tenta a atividade sexual sem desejo, o processo de excitação pode ser afetado; assim, muitas vezes os homens que sofrem de baixo desejo sexual também relatam dificuldades de ereção. Por vezes, pode ser difícil distinguir entre o baixo desejo sexual e a disfunção erétil. Da mesma forma, a ansiedade de desempenho pode afetar o desejo. Se uma pessoa se sente ansiosa e stressada com a atividade sexual, isso pode afetar o nível de desejo que tem de se envolver em tais actividades (Benuto & Zupanick, 2009).

O HSDD pode ser uma condição primária em que o paciente nunca sentiu muito desejo ou interesse sexual, ou pode ter ocorrido secundariamente, quando o paciente anteriormente tinha desejo sexual, mas já não tem interesse. Se for vitalício ou primário, o HSDD pode ser consequência de um traumatismo sexual como o incesto, o abuso sexual ou a violação. Na ausência de traumas sexuais, existe frequentemente uma atitude familiar repressiva em relação ao sexo que, por vezes, é reforçada por uma formação religiosa rígida. Uma terceira possibilidade é que as tentativas iniciais de relações sexuais resultaram em dor ou fracasso sexual. Raramente, os HSDD, tanto em homens como em mulheres, podem resultar de níveis insuficientes da hormona sexual masculina, a testosterona (EFS, 2007; Levine, 2009).

O HSDD adquirido e situacional no adulto está normalmente associado ao tédio na relação com o parceiro sexual. A depressão, o uso de medicamentos psicoactivos ou anti-hipertensivos e as deficiências hormonais podem contribuir para o problema. O HSDD pode também resultar de uma perturbação da função sexual, nomeadamente de uma disfunção erétil por parte do homem ou de um vaginismo por parte da mulher. Uma incompatibilidade de interesse sexual entre os parceiros sexuais pode resultar numa DHGD relativa no membro menos ativo sexualmente. Isto ocorre geralmente na presença de um parceiro sexualmente exigente (Levine, 2007).

As relações sexuais dolorosas (dispareunia) são mais comuns nas mulheres do que nos homens, mas podem ser um impedimento à atividade sexual genital em ambos os sexos. As causas são normalmente de natureza física e estão relacionadas com uma infeção da próstata, da uretra ou dos testículos. Ocasionalmente, uma reação alérgica a uma preparação espermicida ou a um preservativo pode interferir com a relação sexual. As erecções dolorosas podem ser uma consequência da doença de Peyronie, que se caracteriza por alterações fibróticas na haste do pénis que impedem a obtenção de uma ereção normal. A dor que acompanha o priapismo (Priapismo é a ocorrência de qualquer ereção persistente com mais de quatro horas de duração que ocorre na ausência de estimulação sexual) pode ser uma causa de HSDD (Myerson, 2003; & McVary, 2007).

Uma causa rara, mas importante, de HSDD é um tumor da glândula pituitária secretor de prolactina, um prolactinoma. Os homens com esta doença afirmam normalmente que conseguem ter uma ereção, mas que não têm interesse em relações sexuais. Embora os prolactinomas sejam tumores benignos, podem causar distúrbios visuais ao aumentar e causar pressão nos nervos ópticos dentro dos limites da sela túrcica, a localização da glândula pituitária na base do cérebro. As dores de cabeça e o aumento das mamas masculinas são bastante comuns nesta doença. O diagnóstico é confirmado pela deteção de níveis elevados de prolactina circulante no sangue. O aumento da área da glândula pituitária pode ser detectado através de ressonância magnética (MRI) ou tomografia axial computorizada (CAT), também designada por tomografia computorizada (Meuleman & Van-Lveld, 2004).

O atraso na maturação sexual é uma causa potencial de DHS. Está presente nos rapazes se não houver aumento dos testículos até aos 13 anos e meio de idade ou se decorrerem mais de cinco anos entre o crescimento inicial e o crescimento completo dos órgãos genitais. O atraso na puberdade pode resultar de perturbações constitucionais familiares, defeitos genéticos, como a síndrome de Klinefelter nos homens, perturbações do sistema nervoso central, como doenças da hipófise que interferem com a secreção de hormonas gonadotrópicas, e doenças crónicas, como a diabetes mellitus, a insuficiência renal crónica e a fibrose quística (Meuleman et al., 2004).

A anedonia sexual é uma variante rara da HSDD observada no sexo masculino, em que o doente tem ereção e ejaculação, mas não sente prazer no orgasmo. A causa é atribuída à anestesia do pénis, devido a factores psicológicos ou emocionais numa pessoa histérica ou obsessiva. O encaminhamento psiquiátrico está indicado, exceto se houver evidência de lesão medular ou neuropatia periférica. É pouco provável que a perda de sensibilidade tátil do pénis tenha uma causa orgânica, a menos que existam áreas anestésicas associadas na proximidade do ânus ou do escroto (Myerson, 2003 e 2009; Mourice, 2005).

O doente com HSDD queixa-se de falta de interesse pelo sexo, mesmo em circunstâncias que são normalmente de natureza erótica, como a pornografia. A atividade sexual é pouco frequente e acaba por desaparecer, resultando frequentemente em graves discórdias conjugais. O HSDD pode ser seletivo e orientado contra um parceiro sexual específico. Quando a causa é o tédio com o parceiro sexual habitual e a frequência das relações sexuais com o parceiro habitual diminui, o desejo sexual real ou fantasiado em relação a outros pode ser normal ou mesmo aumentar. Se a causa dos HSDD se enquadrar numa categoria detetável, como as anomalias dos órgãos genitais, ou se dever a uma doença relacionada, como um prolactinoma, doença renal crónica, diabetes mellitus, doença genética, ou se for de natureza familiar, o doente manifestará os sinais e sintomas da doença comórbida (coocorrente). É importante identificar essas causas, uma vez que a sua presença ditará normalmente o tratamento adequado (Laumann et al., 2001).

Atualmente, não existe nenhum medicamento ou tratamento farmacológico aprovado para os TDDH e a psicoterapia tem-se revelado apenas minimamente eficaz. O principal objetivo da terapia é a eliminação da causa subjacente aos HSDD. A escolha da terapia médica ou da psicoterapia comportamental ou dinâmica depende da causa. Se a causa estiver relacionada com uma condição médica, a terapia é direcionada para a cura ou melhoria dessa condição. Os exemplos incluem a cura ou a melhoria de condições comórbidas subjacentes, como infecções geniturinárias, a melhoria do controlo da diabetes, a prevenção do abuso de substâncias e de medicamentos que possam ser potencialmente responsáveis (Van-Voorhees, 2007).

O tratamento também deve ser direcionado para outras perturbações sexuais associadas, como a disfunção erétil, que podem contribuir para esta situação. Nos casos em que se suspeita que a testosterona insuficiente é uma causa possível, devem ser testados os níveis séricos de androgénios. Um nível de testosterona inferior a 300 ng/dl nos homens e inferior a 10 ng/dl nas mulheres indica a necessidade de uma terapêutica de substituição suplementar. Se se considerar que a causa é de natureza interpessoal, pode ser benéfica uma terapia de casal, em que o apoio e a compreensão do parceiro sexual são essenciais. Os antidepressivos tricíclicos ou os IMAO podem ajudar no tratamento da depressão ou dos sintomas de pânico que os acompanham (Levine, Hasan, & Boraz, 2009).

O prognóstico do DHS depende essencialmente da causa ou causas subjacentes. Em determinadas condições médicas, o prognóstico para o desenvolvimento ou recuperação do interesse sexual é bom. Os exemplos incluem a terapia do hipogonadismo com testosterona ou o tratamento adequado de um tumor hipofisário secretor de prolactina. Por outro lado, em certos defeitos genéticos, como a síndroma de Klinefelter, é impossível atingir a função sexual. No entanto, a grande maioria dos casos de HSDD são de natureza situacional, geralmente relacionados com a insatisfação ou perda de interesse pelo parceiro sexual. Em casos de discórdia conjugal, pode ser obtida uma ajuda significativa através de aconselhamento prestado por um profissional de saúde com formação nesta área. Os casos de insatisfação de ambos os parceiros muitas vezes não respondem a essa terapia e frequentemente culminam em separação, procura de um novo parceiro sexual e divórcio (APA, 2000).

Infelizmente, é difícil ou impossível prever a ocorrência de HSDD em casos situacionais que constituem a maioria dos doentes. A paciência, a compreensão e o apoio do parceiro sexual são essenciais nos casos de HSDD em que a causa é temporária ou transitória. Alguns terapeutas recomendam um período de abstinência de sexo genital e sublinham o valor de um período de concentração no sexo não genital no tratamento dos HSDD (Van-Voorhees, 2007).

Disfunção sexual feminina

A disfunção sexual feminina implica problemas persistentes ou recorrentes numa ou mais das fases da resposta sexual. O que as mulheres experimentam não é considerado disfunção sexual feminina, a menos que se sintam angustiadas com isso ou que afecte negativamente a sua relação com os seus parceiros. Muitas mulheres têm dificuldades sexuais em algum momento das suas vidas. Segundo algumas estimativas, quatro em cada 10 mulheres têm pelo menos um problema sexual. Nos círculos médicos, isto é conhecido como disfunção sexual feminina (DSF). As DSF são classificadas de acordo com as fases do ciclo de resposta sexual, tal como explicado por Master e Johnson em 1968, em perturbações do desejo, perturbação da excitação, perturbação do orgasmo e perturbação da dor sexual (Basson, Berman & Burnett 2000; EJHS, 2000; Greenberg et al., 2002; Westheimer & Lopater, 2002).

O desejo hipoactivo é o problema sexual mais comum e ocorre quando há uma falta persistente de desejo ou ausência de fantasias sexuais. O desejo sexual hipoactivo é classificado de acordo com a sua causa psicogénica, como conflitos nas relações, problemas de comunicação, raiva, falta de confiança, falta de ligação, falta de intimidade e mulheres trabalhadoras e sobrecarregadas. As causas médicas podem ser devidas a certos medicamentos, como anti-hipertensores, antidepressivos ou uso de pílulas anticoncepcionais; ou após a menopausa, quando o nível de testosterona diminui, e mesmo se a mulher estiver a fazer terapia de substituição hormonal (TRH), porque a TRH aumenta a globulina de ligação às hormonas esteróides, que se liga à testosterona e se torna menos disponível no corpo (EJHS, 2000; Basson et al., 2002; Greenberg et al., 2002; & Westheimer & Lopater, 2002).

A depressão também é considerada uma das causas médicas mais comuns do desejo hipoactivo, pois diminui o desejo sexual mesmo na distimia (que é um grau baixo de depressão). Uma mulher com distimia pode sentir-se isolada e sobrecarregada e afastar-se do sexo e das actividades sociais. Estudos indicam que 12% de todas as mulheres terão uma depressão clínica em algum momento das suas vidas. Um dos efeitos secundários mais comuns dos antidepressivos mais populares, como o Prozac, o Paxil e o Zoloft, é a perda da libido (Healthy Place Staff, 2005; & Mayo Clinic Staff, 2008)

Aconselhamento e terapia sexual para ambos os parceiros é o tratamento número um. Recomenda-se a adaptação de vida para as mulheres sobrecarregadas. Os medicamentos para as perturbações médicas devem ser mudados para medicamentos que se sabe terem menos efeito na função sexual ou diminuir a dose (Elder & Braver, 2005).

Pode optar-se pela substituição de testosterona. O nível de testosterona é avaliado primeiro e, se for inferior a 20 ng/dl, é iniciada a terapia com testosterona. Por outro lado, muitos terapeutas preferem utilizar o Viagra, mesmo que ainda não esteja provado que o Viagra pode aumentar o desejo, mas ajuda as mulheres a atingir a excitação, que é a fase que vem depois do desejo, aumentando o fluxo sanguíneo para a vagina, clítoris e lábios (Elder & Braver, 2005).

A perturbação de aversão sexual é uma outra forma de perturbação do desejo feminino, que se define como aversão e evitamento persistente ou recorrente de todo ou quase todo o contacto sexual genital com um parceiro sexual, causando angústia acentuada ou dificuldades interpessoais. A aversão sexual tem duas classificações: primária (ao longo da vida) ou secundária (adquirida); e global (generalizada) ou situacional (específica do parceiro) (Brassil & Keller, 2002; Swierzewski, 2003).

As causas de tipo primário e global podem ser traumas sexuais como abuso sexual, violação ou incesto na infância; ambiente muito repressivo na família; crenças religiosas ortodoxas ou rígidas; primeira experiência coital traumática, dispareunia e, finalmente, fobia do sexo. A aversão sexual secundária e situacional pode ser comprovada em pessoas que tentam ter relações sexuais incongruentes com a sua orientação sexual (Brassil & Keller, 2002; Greenberg et al., 2002; Swierzewski, 2003).

A gestão da aversão sexual passa, em primeiro lugar, pelo tratamento das causas, como o aconselhamento e a terapia sexual em caso de conflito pessoal. A psicoterapia comportamental e psicodinâmica é útil em casos psicológicos que podem ser reprimidos por experiências sexuais traumáticas na infância. O antidepressivo tricíclico é o medicamento de eleição para as fobias sexuais (Hammed, 2001; Martinez, 2007).

A perturbação da excitação sexual é uma condição em que uma mulher não está interessada em sexo ou não recebe prazer erótico de estimulação sexualmente orientada. É mais apropriadamente designada por falta de reação ou tecnicamente por perturbação da excitação sexual feminina e é por vezes chamada frigidez, que se refere a sentimentos frios e a mulheres sem emoção (Brassil & Keller, 2002; Swierzewski, 2003).

As mulheres passam normalmente na fase de excitação por certas alterações fisiológicas: 1) aumento do clítoris e dos tecidos circundantes (comparável à ereção masculina), 2) secreção de lubrificação vaginal e, finalmente, 3) relaxamento e alargamento da abertura vaginal para permitir a relação sexual. Numa mulher com perturbação da excitação sexual, ela tem o desejo de ter relações sexuais mas a sua área genital não responde da forma normal, tornando o sexo doloroso ou impossível (Greenberg et al., 2002; Healthy Place Staff, 2005)

Entre as causas médicas da perturbação da excitação sexual contam-se a hipertensão, a diabetes mellitus, o baixo nível de estrogénio, a diabetes mellitus e o nível de estrogénio. As irritações ou reacções ao dispositivo contracetivo podem ser a principal causa vaginal de falta de resposta. Tal como no desejo, os fármacos anti-hipertensores e os antidepressivos afectam habitualmente a capacidade de resposta sexual feminina. Os medicamentos também utilizados para tratar a úlcera péptica e o cancro têm um efeito direto na diminuição das alterações fisiológicas que ocorrem na fase de excitação dos órgãos genitais femininos (Phillips, 2000; Healthy Place Staff, 2005).

As alterações físicas, hormonais e emocionais que ocorrem durante e após a gravidez ou com a amamentação diminuem a reatividade sexual feminina. Além disso, existem muitos factores psicológicos que diminuem a resposta fisiológica ao sexo. As causas psicológicas mais comuns são preliminares inadequadas ou ineficazes, depressão, baixa autoestima, abuso sexual ou incesto, sentimentos de vergonha ou culpa em relação ao sexo, medo da gravidez, e stress e fadiga (Phillips, 2000; Healthy Place Staff, 2005).

A terapia sexual, que insiste em preliminares adequados e técnicas de estimulação, trata a maioria dos casos com causas psicológicas. As mulheres que sofrem de secura vaginal podem ser aconselhadas a utilizar lubrificantes durante as relações sexuais. A mulher é encorajada a fazer exercícios de Kegel para ajudar a desenvolver os músculos à volta da parte exterior da vagina que estão envolvidos nas sensações de prazer. O Viagra é o medicamento mais utilizado nas perturbações da excitação sexual (Hammed, 2001; Greenberg et al., 2002; Westheimer & Lopater, 2002).

O distúrbio orgásmico feminino, orgasmo feminino inibido ou anorgasmia feminina é a inibição recorrente ou persistente do orgasmo feminino após uma excitação sexual normal, adequada em termos de foco, intensidade e duração. Esta inibição ocorre tanto no coito como na masturbação (não em determinadas situações). Está associada a uma angústia marcada e a dificuldades interpessoais. Pode ser uma anorgasmia primária, em que a mulher nunca atingiu o orgasmo antes, ou uma anorgasmia secundária, em que a mulher já atingiu o orgasmo antes. Devido à ausência de um evento óbvio de orgasmo como a ejaculação nos homens, as mulheres anorgásmicas têm queixas variáveis. Podem ter uma queixa franca de ausência da sensação orgásmica. As mulheres podem ter dores na parte inferior do abdómen, comichão nos genitais, corrimento vaginal, irritabilidade ou depressão (Nursing-Encyclopedia, 2001; Ballas, 2006)

Hammed (2001) afirmou que as causas orgânicas podem estar relacionadas com lesões neurológicas que afectam os segmentos sacrais ou lombares, ou com a mutilação genital feminina (MGF). A MGF é a causa mais importante, encontrada apenas no Egito e em alguns países africanos. Este procedimento consiste na excisão do clítoris e pode ser dos pequenos lábios ou mesmo dos grandes lábios. Assim, a mulher fica privada de satisfação sexual, para além de mutilar o seu corpo. Outros perigos deste procedimento são a infeção e a hemorragia, uma vez que é geralmente efectuado por leigos. É um procedimento perigoso, doloroso e humilhante. No passado, era erradamente designado por circuncisão feminina. No Egito, o Ministro da Saúde e da População emitiu um decreto que proíbe todas as pessoas, incluindo os profissionais de saúde, de realizarem a MGF em hospitais e clínicas governamentais ou não governamentais (Ministério da Saúde e da População, 2007).

No tratamento da disfunção orgásmica primária, o objetivo inicial do tratamento é conseguir obter um orgasmo em qualquer circunstância. A maioria das mulheres necessita de estimulação clitoriana para atingir o orgasmo. Incorporar isto na atividade sexual pode ser tudo o que é necessário. Se as dificuldades com o orgasmo persistirem, o ensino individual da masturbação quando o parceiro não está presente (para evitar uma resposta inibidora) pode ajudar a mulher a compreender o que necessita para se excitar. Isto pode ser seguido por uma série de exercícios de casal que minimizem a ansiedade e a pressão do desempenho e maximizem a comunicação, a estimulação cada vez mais variada e mais eficaz e a brincadeira. Gradualmente, estas tarefas tornam possível que a mulher atinja o orgasmo com o seu parceiro. Tarefas semelhantes fazem normalmente parte da terapia para a mulher com disfunção orgásmica secundária ou situacional, mas a masturbação não tem sido geralmente considerada útil como componente de tratamento para estes problemas (Ballas, 2006).

Na disfunção secundária, as dificuldades de relacionamento desempenham, por vezes, um papel importante, pelo que o tratamento pode também, por vezes, ter de incluir treino de comunicação e trabalho de melhoria do relacionamento. Também é importante no tratamento verificar se o problema é apenas a falta de orgasmo e se não existe também um problema coexistente de inibição do desejo sexual. Por vezes, a hipnose também pode ajudar a aumentar a concentração, a explorar e a ultrapassar conflitos subconscientes e a minimizar a ansiedade de desempenho. Os grupos de terapia para mulheres que se dedicam exclusivamente a este problema também têm tido algum efeito positivo (Ballas, 2006).

As taxas de sucesso quando a disfunção orgásmica é tratada por especialistas em terapia sexual variam muito. As mulheres tendem a ter mais sucesso com o tratamento se tiverem problemas de disfunção orgásmica devido a outra condição médica. As mulheres com dificuldades com os orgasmos que não se devem a uma condição orgânica tendem a ter melhores resultados com procedimentos de treino da técnica sexual e dessensibilização (tratamento que pára gradualmente a resposta que causa a falta de orgasmos). A dessensibilização também parece ser útil para mulheres com ansiedade sexual significativa. Um prognóstico positivo (resultado provável) está normalmente associado a ser mais jovem, emocionalmente saudável e ter uma relação amorosa e afectuosa com um parceiro (Ballas, 2006; ACOG, 2007).

A dispareunia e o vaginismo são as duas disfunções sexuais dolorosas mais comuns nas mulheres. A dispareunia é uma dor genital recorrente causada pela atividade sexual. Pode afetar os homens, mas é mais comum nas mulheres. A dispareunia primária é definida como uma dor constante durante a atividade sexual, enquanto a dispareunia secundária ocorre após um período de amor sem dor (Butcher, 2000; Harvard Medical School, 2007).

É difícil estimar com exatidão a incidência da dispareunia, uma vez que a maioria dos casos não é notificada. Em 1990, um inquérito realizado a 105 mulheres revelou que 21% das mulheres referiam a dispareunia como rara, 55% como ocasional e 24% como frequente e sempre. 47% tinham relações sexuais menos frequentes devido à dispareunia e 33% afirmaram que esta tinha um efeito adverso na sua relação. Na Escandinávia, em 2003, um grupo muito maior (n=3017) revelou uma prevalência de 9,3% para todo o grupo, 13% para as mulheres com idades compreendidas entre os 20 e os 29 anos e 6,5% para as mulheres com idades compreendidas entre os 50 e os 60 anos (Harvard Medical School, 2007).

A dor da dispareunia pode ser superficial, ocorrendo na zona genital, na vulva e à entrada da vagina, ou profunda, ocorrendo na pélvis devido à pressão exercida sobre os órgãos internos durante a penetração ou o impulso do pénis. A dor pode ser em queimadura, aguda ou em cãibras (AAFP, 2000; ACOG, 2007)

Distinguir a dor que ocorre com o toque nos órgãos genitais ou com a penetração precoce da dor que ocorre com a penetração mais profunda é uma pista para a causa da dispareunia. Por isso, é útil perguntar às mulheres sobre a localização exacta, a duração e o momento da dor. A dor superficial durante o ato sexual tem muitas causas. Quando a mulher tem relações sexuais pela primeira vez, a membrana que cobre a abertura da vagina (hímen), se ainda estiver intacta, pode rasgar-se à medida que o pénis entra na vagina. Se a lubrificação for inadequada, a relação sexual pode ser dolorosa. A lubrificação inadequada resulta normalmente de preliminares insuficientes ou da diminuição dos níveis de estrogénio após a menopausa. A inflamação ou infeção na área genital que afecta a vulva, a vagina ou as glândulas de Bartholin; ou no trato urinário pode tornar a relação sexual dolorosa (AAFP, 2000; Albert et al., 2005; Grayson, 2006).

O herpes pode causar dores genitais graves. Outras causas incluem lesões na área genital, um diafragma ou capuz cervical que não se ajusta corretamente, uma reação alérgica a espumas contraceptivas, gelatinas ou ao preservativo de látex, anomalias congénitas, como um hímen rígido ou uma parede anormal na vagina, e contração involuntária dos músculos vaginais (vaginismo) (AAFP, 2000; Albert et al., 2005;

Grayson, 2006).

As relações sexuais podem ser dolorosas para as mulheres que foram submetidas a cirurgias que estreitam a vagina, por exemplo, para reparar tecidos rasgados durante o parto ou para corrigir uma perturbação do pavimento pélvico. A toma de anti-histamínicos pode causar uma secura ligeira e temporária da vagina. Durante a amamentação, a vagina pode ficar seca porque o nível de estrogénio é baixo. À medida que as mulheres envelhecem, o revestimento da vagina torna-se mais fino e seco porque os níveis de estrogénio diminuem. Esta condição é designada vaginite atrófica; como resultado, as relações sexuais podem ser dolorosas (ACOG, 2007).

A dor profunda após as relações sexuais pode resultar de uma infeção do colo do útero, do útero ou das trompas de Falópio. Outras causas incluem endometriose, doença inflamatória pélvica como abcesso pélvico, tumores pélvicos (incluindo tumores do ovário) e bandas de tecido cicatricial (aderências) que se formaram entre órgãos da pélvis após uma infeção ou cirurgia. Por vezes, uma destas doenças faz com que o útero se dobre para trás (retroversão). Os ligamentos, os músculos e outros tecidos que mantêm o útero no lugar podem enfraquecer, fazendo com que o útero desça em direção à vagina (prolapso). Estas alterações de posição podem resultar em dor durante o ato sexual. A radioterapia para o cancro pode causar alterações nos tecidos que tornam a relação sexual dolorosa. Os factores psicológicos podem causar dor superficial ou profunda. Exemplos disso são a raiva ou a repulsa em relação a um parceiro sexual, o medo da intimidade ou da gravidez, uma autoimagem negativa e uma experiência sexual traumática como a violação. No entanto, os factores psicogénicos podem ser difíceis de identificar (Albert et al., 2005; AUA, 2007).

O diagnóstico da dispareunia baseia-se nos sintomas: Quando e onde é que a dor ocorre? E quando é que a relação sexual começou a ser dolorosa? Para tentar identificar a causa, o médico questiona a mulher sobre a sua história médica e sexual e efectua um exame pélvico. A mulher deve abster-se de ter relações sexuais até que o problema se resolva. No entanto, a atividade sexual que não envolva penetração vaginal pode continuar (Albert et al., 2005; Zieve, 2007).

A dor superficial pode ser reduzida através da aplicação de uma pomada anestésica e de banhos de assento. A aplicação de um lubrificante antes do ato sexual pode ajudar. São preferíveis lubrificantes à base de água em vez de vaselina ou outros lubrificantes à base de óleo. Os produtos à base de óleo tendem a secar a vagina e podem danificar os dispositivos contraceptivos de látex, como os preservativos e os diafragmas. Passar mais tempo nos preliminares pode aumentar a lubrificação vaginal. A dor profunda pode ser reduzida utilizando uma posição diferente para o ato sexual. Por exemplo, uma posição que dê à mulher mais controlo sobre a penetração, como a posição superior feminina, ou que envolva impulsos menos profundos, pode ajudar (Butcher, 2000; Hammed, 2001; Albert et al., 2005).

O tratamento mais específico depende da causa. Se a causa for o adelgaçamento e a secura da vagina após a menopausa, a utilização de um creme ou supositório tópico de estrogénio ou a toma de estrogénio por via oral pode ajudar. A inflamação e a infeção são tratadas com antibióticos, medicamentos antifúngicos e outros medicamentos, conforme apropriado. Se a causa for a inflamação da vulva (vulvite), a aplicação de pensos húmidos com solução de acetato de alumínio pode ajudar. Pode ser necessária cirurgia para remover quistos ou abcessos, abrir um hímen rígido ou reparar uma anomalia anatómica. Um diafragma mal ajustado deve ser substituído por um que se ajuste e seja confortável, ou deve ser tentado um método contracetivo diferente (Albert et al., 2005; Zieve, 2007).

Se a causa da dor for a posição do útero, um pessário, que se assemelha a um diafragma, é inserido na vagina e pode apoiar e reposicionar o útero. A utilização de um pessário reduz a dor em algumas mulheres. Muitas causas da dispareunia têm origem numa condição física que pode ser curada ou controlada com cuidados médicos adequados. No entanto, as mulheres com dispareunia de longa duração ou com um historial de abuso sexual ou trauma podem necessitar de aconselhamento para aliviar os sintomas (ACOG, 2007; AUA, 2007).

O vaginismo é um aperto instantâneo e involuntário dos músculos do pavimento pélvico à volta da abertura da vagina, em antecipação da penetração vaginal, que torna a relação sexual difícil, dolorosa ou impossível. O vaginismo é considerado uma perturbação da função sexual. Tem várias causas possíveis, incluindo traumas ou abusos sexuais passados, factores psicológicos ou uma história de desconforto com as relações sexuais. Por vezes, não é possível encontrar uma causa. É uma doença pouco frequente, ocorrendo em menos de 2% das mulheres nos Estados Unidos. As mulheres com vários graus de vaginismo desenvolvem frequentemente ansiedade relativamente às relações sexuais. A condição faz com que a penetração seja difícil e dolorosa, ou mesmo impossível. No entanto, isto não significa que as mulheres não possam ficar sexualmente excitadas. Muitas mulheres podem ter orgasmo quando o clítoris é estimulado (McGuire & Hawton, 2001; Grayson, 2006; Katz & Tabisel, 2008).

O aperto vaginal, ou a dificuldade ou incapacidade de permitir a penetração para o ato sexual, é o principal sintoma do vaginismo. Normalmente, o esfíncter vaginal mantém a vagina fechada até à necessidade de se expandir e relaxar. Este relaxamento permite a relação sexual, o parto e o exame médico. Por conseguinte, o vaginismo ocorre quando a vagina é incapaz de relaxar e permitir a penetração do pénis durante a relação sexual. No entanto, quando o vaginismo ocorre, o esfíncter entra em espasmo, resultando no aperto da vagina. Nalgumas mulheres, o vaginismo impede todas as tentativas de relações sexuais bem sucedidas. O vaginismo não é invulgar, mas pode ocorrer mais tarde na vida, mesmo que a mulher tenha um historial de relações sexuais agradáveis e indolores (Zieve, 2007).

Para a mulher, o facto de estar presa dentro de si com os sintomas dolorosos do vaginismo provoca sentimentos de pânico e ansiedade por estar presa a esse sintoma para sempre e por se sentir inadequada e a única a sofrer desse sintoma. Os parceiros também sofrem, sentindo-se frustrados, impotentes, rejeitados e inadequados. A informação sexual incorrecta e a falta de compreensão do corpo da mulher vão agravar a crise, levando muitas vezes à alienação e mesmo à rutura (Katz & Tabisel, 2008).

A causa do vaginismo é frequentemente o resultado de um estímulo aversivo associado à penetração. Alguns dos estímulos aversivos mais comuns são as agressões sexuais traumáticas, as relações sexuais dolorosas e o exame pélvico traumático. O vaginismo pode resultar não só de traumas sexuais passados, mas também do facto de a doente ter fortes inibições em relação ao sexo, resultantes de uma ortodoxia religiosa rigorosa ou de normas culturais (Grayson, 2006; Zieve, 2007)

Conceitos como penetração, relação sexual e até mesmo sexo podem causar medo ou receio na mente de muitas mulheres jovens e inexperientes, que podem ouvir histórias sobre primeiras relações sexuais dolorosas, o que reforça o medo da penetração. Este medo pode agravar-se e criar um padrão de ansiedade sexual, fazendo com que a vagina permaneça seca e pouco relaxada antes da relação sexual. Em alguns casos, o vaginismo pode ocorrer após uma história de relações sexuais bem sucedidas e agradáveis devido a uma infeção vaginal, às sequelas físicas do parto, ao cansaço ou a outras causas. Isto pode ser desencadeado por relações sexuais dolorosas, devido à condição e, depois, possivelmente levar a um padrão de vaginismo adicional, mesmo que a causa original tenha desaparecido (Jacewicz et al., 2005; ACOG, 2007)

O tratamento do vaginismo é normalmente um programa terapêutico que inclui exercícios de dilatação vaginal com dilatadores de plástico. É importante que a utilização de dilatadores se processe de forma sistemática, sob a direção de um terapeuta sexual, e deve envolver ativamente o parceiro sexual da mulher. O tratamento inclui um contacto gradualmente mais íntimo, culminando eventualmente numa relação sexual bem sucedida e sem dor. Os exercícios de Kegel, que fortalecem os músculos pélvicos, podem ser úteis se forem efectuados enquanto os dilatadores estão colocados. Para estes exercícios, os músculos à volta da vagina, da uretra e do reto (os músculos utilizados para parar o fluxo de urina) são repetidamente apertados com força e depois relaxados 10 a 20 vezes. Recomenda-se a realização dos exercícios várias vezes por dia. Estes exercícios permitem que a mulher desenvolva uma sensação de controlo sobre os músculos que se estavam a contrair involuntariamente (Jacewicz et al., 2005; ACOG, 2007; AUA, 2007).

A educação sexual é também muito importante para combater a ingenuidade sexual e dissipar qualquer desinformação, que foi identificada como um fator em 90% dos casos de vaginismo. Esta educação deve incluir informação sobre o ciclo de resposta sexual e os mitos comuns sobre o sexo. Nos casos em que existe uma forte componente de evitamento fóbico, o recurso à hipnose e ao relaxamento auto-hipnótico também pode ser útil (Grayson, 2006; Zieve, 2007).

Terapia e aconselhamento sexual

O aconselhamento sexual, ou terapia sexual, centra-se no problema específico que a pessoa ou o casal está a ter. Trata-se normalmente de uma terapia breve com o objetivo de educação sexual, melhoria sexual e redução da ansiedade. A terapia sexual é um processo e envolve a identificação de problemas, o acesso a emoções reprimidas, a prática de uma variedade de exercícios específicos, a realização de tarefas em casa para serem feitas com o outro parceiro, a leitura de vários livros e, por vezes, de revistas (Roop, 2004).

Uma vez que a sexualidade é uma parte importante da vida, quando há um problema, existe normalmente uma grande preocupação. No entanto, os doentes sentem-se geralmente pouco à vontade para falar dos seus problemas sexuais. Por conseguinte, parte do papel do médico é inquirir sobre o funcionamento e a satisfação sexual. A facilidade com que o médico se sente à vontade para discutir questões sexuais ajudará a permitir que o doente se sinta mais descontraído. A garantia de confidencialidade e a normalização de qualquer ansiedade do doente podem criar um tom mais descontraído (Kaplan, 2005).

Nas últimas décadas, surgiram muitas abordagens terapêuticas altamente eficazes para a disfunção sexual (embora o amor e a preocupação entre os parceiros continuem a ser um ingrediente importante) (Greenberg et al., 2002). Várias abordagens teóricas têm sido úteis no tratamento das disfunções sexuais, embora as considerações psicossociais e biológicas sejam fundamentais em todas elas. A abordagem específica utilizada por qualquer conselheiro ou terapeuta sexual depende da sua formação académica, treino e experiência clínica e das caraterísticas únicas dos casais (Westheimer, 2001).

Os resultados e os factores de prognóstico foram estudados em 36 casais que iniciaram a terapia sexual devido à disfunção erétil dos parceiros masculinos. O tratamento foi concluído em dois terços dos casos. A não conclusão foi associada a um estatuto socioeconómico mais baixo, ao facto de a parceira ter antecedentes de tratamento psiquiátrico, a uma menor motivação do parceiro masculino antes do tratamento, a uma comunicação deficiente na relação geral e a um menor prazer sexual experimentado pela mulher. Um resultado positivo do tratamento ocorreu em 69,4% e foi associado a uma melhor comunicação pré-tratamento e a um melhor ajustamento sexual geral, especialmente ao interesse e ao prazer sexual da parceira, à ausência de uma história psiquiátrica positiva na parceira e ao envolvimento precoce do casal nos trabalhos de casa (Hawton, Catalan & Fagg, 2000).

Os médicos que lidam com a disfunção sexual (DS) devem ter em conta os aspectos psicológicos e comportamentais do diagnóstico e da gestão dos seus pacientes, bem como as causas orgânicas e os factores de risco. A integração da terapia sexual e de outras técnicas psicológicas na sua prática clínica melhorará a eficácia do tratamento da DS. É importante reforçar a farmacoterapia com a terapia sexual no tratamento da disfunção erétil (DE), especificamente, ou da DS em geral. A terapia sexual é útil como monoterapia ou como tratamento adjuvante, e é frequentemente a terapia combinada de escolha no tratamento da DE. O sucesso do tratamento requer o apoio de um parceiro sexual disponível, mas a cooperação do parceiro pode ser independente da presença do parceiro durante a visita ao consultório (Perelman, 2003).

Masters e Johnson, cujo estudo do comportamento sexual humano se centrava na fisiologia da resposta sexual, consideravam que a ansiedade (por exemplo, a ansiedade de desempenho) desempenhava um papel fundamental na causa da disfunção sexual. Investigadores posteriores testaram esta ideia utilizando métodos psicofisiológicos e descobriram que a ansiedade tem, de facto, um efeito negativo nos homens sexualmente disfuncionais. No entanto, também descobriram que, em homens sem disfunção sexual, a ansiedade estava frequentemente associada a um aumento da resposta a estímulos sexuais. Na procura de uma explicação para estas diferenças intrigantes, os investigadores exploraram a ideia de que os efeitos negativos da ansiedade podem ser mediados por processos cognitivos (Lipsith, McCann & Goldmeier, 2003; Wallace 2005)

Um homem que tem dificuldade em ficar sexualmente excitado pode estar preocupado com a possibilidade de ficar ou não excitado. Este pensamento interfere com os mecanismos excitatórios que normalmente provocariam uma resposta sexual. Os investigadores testaram esta teoria observando como as distracções afectam as respostas aos estímulos sexuais. O resultado surpreendente foi que, para os homens normais, as distracções prejudicavam a capacidade de ficarem excitados, mas para os homens com dificuldades de ereção, em alguns casos, as distracções aumentavam essa capacidade. Este resultado parecia indicar que, para os homens com dificuldades de ereção, as distracções proporcionadas no laboratório reduziam a atenção prestada às distracções sexualmente negativas que o homem estava a dar a si próprio e, por conseguinte, facilitavam as respostas erécteis (Weerkoon & Wong, 2003; Hrovat, 2006).

Geralmente, a terapia sexual, tanto para homens como para mulheres, envolve três componentes, independentemente do número e do tipo de terapeutas envolvidos: (1) Um período inicial de abstinência do coito para reduzir a ansiedade e facilitar a comunicação; (2) A utilização de estimulação e exploração tácteis sistemáticas para se concentrar no dar e receber prazer, em vez do objetivo exclusivo do orgasmo; e (3) Sugestões e orientações técnicas específicas, incluindo sequências e variações dessas técnicas que facilitam e reforçam o sucesso (Greenberg et al., 2002).

Normalmente, o casal é visto em conjunto pelo terapeuta ou terapeutas. Depois, são entrevistados separadamente para que se sintam à vontade para discutir com o terapeuta assuntos que talvez ainda não se sintam à vontade para discutir com o seu parceiro. Uma vez identificada a natureza do problema, a instrução e/ou o aconselhamento podem começar, seguindo a sequência descrita anteriormente. Normalmente, o casal começa por ser instruído a abster-se de relações sexuais e a aprender a sentir prazer com toques não genitais. Depois, são permitidas as carícias genitais e, eventualmente, o coito. O toque e o coito são efectuados em privado, fora do gabinete do terapeuta, sem a presença do terapeuta, ou numa sala com espelhos unidireccionais. Embora seja raro, às vezes um substituto ou parceiro substituto é usado para fornecer instrução, prática e feedback para alguém com um problema sexual. O uso de substitutos sexuais é altamente controverso, tanto dentro da profissão quanto entre o público (Seibert, 2001; Sadovsky & Althof, 2004)

<u>Terapias cognitivo-comportamentais.</u>

O termo cognitivo-comportamental envolve a relação entre comportamentos e a forma como pensamos e sentimos. Este modelo centra-se na forma como os nossos sentimentos e pensamentos sobre a sexualidade e as questões sexuais afectam diretamente a forma como experimentamos (ou não experimentamos) a excitação e a resposta sexual. Esta abordagem não enfatiza os eventos de desenvolvimento nas nossas vidas e a maioria, mas não necessariamente todas as experiências passadas. Esta perspetiva teórica centra-se no que está a acontecer na vida atual dos clientes e não no que lhes aconteceu enquanto cresciam ou em relações românticas ou íntimas passadas. Esta abordagem centra-se na natureza do problema e no que pode ser feito imediatamente para diminuir a gravidade dos seus sintomas ou eliminá-los completamente (Greenberg et al., 2002; Westheimer & Lopater, 2002).

O terapeuta não fará perguntas ao cliente sobre sonhos ou sobre a sua vida familiar, a não ser que essa informação tenha uma influência direta e imediata numa disfunção sexual. A perspetiva cognitivo-comportamental sugere que se os comportamentos problemáticos forem eliminados, então o problema é eliminado. É claro que nem todos os terapeutas sexuais adoptam a perspetiva cognitivo-comportamental, mas muitos fazem-no. Esta foi a abordagem pioneira de Masters e Johnson. Esta abordagem não diz que uma melhor compreensão do passado de uma pessoa é inútil, apenas que o tempo e a energia são mais bem gastos a olhar para o problema hoje e a trabalhar para resolver as suas manifestações actuais. O pressuposto aqui é que se os comportamentos sexuais mudarem, os pensamentos e emoções associados a esses comportamentos também mudarão (Greenberg et al., 2002; & Westheimer & Lopater, 2002).

Foco sensível.

O foco sensorial é um programa de exercícios prescrito para muitos casais durante a terapia sexual e consiste em tocar, acariciar e fazer uma massagem sensual durante os jogos amorosos não coitais. Esta técnica foi descrita pela primeira vez por Masters e Johnson (1970, 1986) e tem sido utilizada na terapia sexual desde essa altura. Levine (1976) descreveu a focalização sensorial como sendo um dos elementos chave na terapia sexual. O foco sensorial também é usado como uma expressão para descrever o toque íntimo que pode ser sensual ou sexual. Inicialmente, os exercícios são feitos sem levar ao ato sexual para aliviar o stress e a pressão que os casais podem sentir com a ansiedade de desempenho relacionada com o ato sexual (Jeffrey & Kellogy-Spadt, 2002).

O prazer sexual envolve todos os sentidos principais: visão, audição, paladar, tato e olfato. O nosso sistema de valores sexuais inclui imagens visuais e sons que interpretamos como eróticos. Certos sabores e odores têm frequentemente associações sexuais. O sentido do tato é frequentemente o mais importante para a forma como experienciamos e expressamos a nossa sexualidade, embora muitas pessoas tenham dificuldade em "desligar" outros estímulos sensoriais e se concentrem intensa e exclusivamente nas experiências tácteis durante os preliminares ou as relações sexuais. De facto, os terapeutas cognitivo-comportamentais acreditam que muitas pessoas têm de ser ensinadas a fazer isto. Para se concentrarem nestas sensações tácteis, Masters e Johnson desenvolveram uma série de técnicas de "foco sensorial" para os seus clientes incorporarem nos seus "trabalhos de casa" no final de cada dia de terapia sexual. Estes exercícios podem ajudar os clientes com praticamente qualquer disfunção sexual e implicam que uma pessoa toque na outra de forma terna e carinhosa, mas sem estimular os órgãos genitais ou o peito da mulher (Westheimer & Lopater, 2002; Millheiser, 2008).

Este prazer sexual sem exigências e sem relações sexuais ajuda as pessoas a relaxar e a aprender mais sobre o que acham excitante e como o seu corpo responde a este tipo de estimulação. Os exercícios não demoram muito tempo; mas sentir-se sexual sem quaisquer expectativas de relações sexuais, ou de ter de atingir uma ereção ou de lubrificar, pode ser bastante libertador para as pessoas que têm sido muito orientadas para o desempenho no seu ato sexual. Para muitos, esta é a primeira vez que se despem e gostam de se tocar, e de serem tocados com as luzes acesas. A pessoa que estava a tocar torna-se agora a pessoa que está a ser tocada. Durante alguns dias, o casal é desencorajado de estimular os órgãos genitais um do outro ou os seios da mulher (Westheimer & Lopater, 2002; Marzucco, 2006; SASHA, 2008).

À medida que o casal se torna progressivamente mais confortável com os exercícios de focalização sensorial, é encorajado a tocar nos órgãos genitais do parceiro e nos seios da mulher, mas a continuar a adiar a relação sexual. A maior parte das pessoas descobre que, quando as expectativas de excitação sexual são eliminadas e não há pressões para o desempenho, muitas vezes começam a apreciar os aspectos da excitação sexual com que estavam preocupadas. Estes sentimentos podem ser tremendamente gratificantes e criam muita confiança tanto nas mulheres como nos homens. Eventualmente, esta auto-confiança faz com que seja mais fácil para o casal ter relações sexuais totalmente excitadas. Experiências únicas de "sucesso" podem ser maravilhosamente tranquilizadoras e dar ao casal uma nova confiança em si próprio e na sua capacidade de reagir e agradar também ao parceiro (Westheimer & Lopater, 2002; Marzucco, 2006; SASHA, 2008).

Estes exercícios ajudam o casal a prestar mais atenção, sem julgar, e de forma não competitiva, à sua própria excitação e prazer sexual e erótico e ao prazer do seu parceiro. Este casal é aconselhado a não comparar as suas sensações e actividades com o que outrora consideravam ser "sexo fantástico", mas sim a prestar atenção à experiência plena e concentrada do seu prazer íntimo. Numa cultura centrada no orgasmo, isto pode ser difícil de aprender para alguns casais (Westheimer & Lopater, 2002; Marzucco, 2006; SASHA, 2008)

Os exercícios de foco sensorial enfatizam o facto de não se avançar imediatamente para a penetração vaginal, mas sim para os prazeres eróticos em si mesmos. Muitos dos comportamentos que o casal desfruta durante estes exercícios podem ser desfrutados sem qualquer imperativo de ter relações sexuais. Um casal aprende mais exercícios de foco sensorial quando já tem uma relação, uma base que partilham em conjunto e sobre a qual podem construir uma comunicação sexual melhorada e prazeres eróticos partilhados. O sexo casual, por outro lado, envolve geralmente sentimentos impacientes que dão ao casal pouco tempo para se saborearem sexualmente (Westheimer & Lopater, 2002; Semmons, 2005).

A abordagem PLISSIT.

Ajudar o casal a tentar lidar com uma disfunção sexual pode envolver estratégias progressivamente mais complexas e diretivas. Tal como noutros tipos de aconselhamento, os terapeutas sexuais adoptam normalmente uma abordagem gradual ao diagnóstico e tratamento destas perturbações. Anon (1976) concebeu um paradigma para proceder em pequenos passos. Embora cada casal seja único, há muita concordância sobre a utilidade desta abordagem no tratamento da disfunção sexual. A sigla PLISSIT significa "permissão", "informação limitada", "sugestões específicas" e "terapia intensiva". Este modelo incorpora os pontos fortes de muitas abordagens à terapia sexual e reflecte a pesquisa e os escritos de muitos investigadores (Nusbaum & Hamilton, 2002; National Electronic Library for Health, 2003; Rubin, 2005; Dixon & Dixon, 2006).

A permissão envolve a validação dos pensamentos, emoções e actividades sexuais do cliente. Muitas vezes, isso envolve "desfazer" coisas que foram ensinadas ao indivíduo há muito tempo. A permissão pode justificar a aversão de uma pessoa por uma forma particular de expressão sexual e assegurar-lhe que toda a gente tem inclinações e preferências sexuais diferentes. Essa permissão é concedida com o terapeuta agindo como um ajudante que não julga e não como um clínico frio e objetivo. A permissão é mais significativa se vier de alguém que seja informado, autêntico e compreensivo (Rubin, 2005; Dixon & Dixon, 2006).

Uma vez que os clientes começam a sentir-se mais confortáveis sabendo que muitas pessoas têm problemas sexuais e que o seu problema é comum, eles são muitas vezes muito receptivos a aprender mais sobre as suas dificuldades, os factores que podem tê-las causado e o que pode ser feito para as resolver. Nesta altura, informação limitada pode ser muito útil e tranquilizadora. A informação sobre o ciclo de resposta sexual e a forma como é diferente nas mulheres e nos homens pode ser muito importante. Factos úteis podem eliminar alguns mitos sexuais que as pessoas têm há anos e que podem ter tido um efeito no seu funcionamento sexual. O terapeuta oferece aos clientes apenas informações que eles podem utilizar para compreender melhor os seus problemas (National Electronic Library for Health, 2003).

Quando o cliente ou o casal está mais bem informado, são apresentadas sugestões específicas para ajudar o seu problema particular, por vezes de uma forma muito estruturada. Estas sugestões envolvem geralmente actividades sexuais que o casal pode experimentar em casa, de preferência quando estão bem descansados, sem stress e sem interrupções. Os exercícios de focalização sensorial são um exemplo de sugestões específicas que podem ser de alguma ajuda para um casal. Além disso, o casal pode ser encorajado a praticar a masturbação mútua para aprender mais diretamente como o corpo do seu parceiro muda durante o aumento da excitação sexual. As sugestões específicas destinam-se a ajudar o casal a sentir-se mais confiante e em controlo da sua intimidade partilhada e a ser ativo em vez de reativo na interação com o seu parceiro. Estas experiências também podem ajudar a aumentar a confiança (Nusbaum & Hamilton, 2002).

O nível mais profundo do formato PLISSIT é a terapia intensiva. Aqui, os clientes exploram quaisquer dificuldades psicológicas ou sociais que possam estar a ter e que tenham um impacto negativo nas suas expressões ou sentimentos sexuais. As perturbações de ansiedade, a depressão ou as perturbações de personalidade contêm muitas vezes pistas sobre a causa das disfunções sexuais, e discuti-las no aconselhamento pode muitas vezes ensinar ao cliente formas inadequadas de se relacionar com o seu parceiro. Por vezes, pode ser necessário falar sobre o desenvolvimento da infância ou adolescência do cliente e sobre qualquer experiência sexual traumática que tenha tido no passado. O terapeuta pode descobrir, por exemplo, que o cliente cresceu num ambiente sexualmente repressivo que contribuiu para as suas dificuldades actuais (National Electronic Library for Health, 2003; Rubin, 2005).

Todos os clientes em aconselhamento ou terapia sexual não precisam necessariamente de passar por todos os quatro níveis deste modelo, mas esta técnica é útil no tratamento de praticamente todas as disfunções da excitação e resposta sexual. Ela pode ser adaptada para atender às necessidades de qualquer pessoa ou casal em particular. A vantagem dessa abordagem é que ela é organizada e sistemática, mas ainda assim flexível para a situação única de qualquer cliente (Nusbaum & Hamilton, 2002; Dixon & Dixon, 2006).

O papel do enfermeiro como conselheiro sexual

Os enfermeiros estão numa posição única para ajudar os adultos na manutenção da saúde e na deteção de problemas relacionados com a sexualidade. O papel de educador sexual é importante para os enfermeiros que trabalham com famílias durante os anos de gravidez e educação dos filhos. Os pais precisam frequentemente de ajuda para ensinar os filhos sobre sexo, porque os adultos estão geralmente mal informados sobre muitos aspectos da reprodução e do funcionamento do seu corpo. Por conseguinte, os pais precisam de informações exactas sobre sexo para ensinarem os seus filhos a serem seres sexuais saudáveis e responsáveis. Para além de ajudar na sexualidade infantil e adulta, os enfermeiros podem ajudar a preparar os doentes para os problemas e alterações sexuais que ocorrem com a idade. Muitos enfermeiros não estão conscientes da importância da educação sexual para as pessoas mais velhas devido ao mito de que os idosos já não estão interessados em sexo (Reeder et al., 1997).

Os problemas de disfunção sexual começam frequentemente após o nascimento dos filhos. A mãe, em especial, pode ficar tão envolvida com as actividades de educação dos filhos, o que pode afetar a sua relação com o marido. Ao mesmo tempo, o marido pode estar ativamente envolvido no estabelecimento de uma carreira, deixando assim pouca energia para a vida doméstica. Os enfermeiros devem estar conscientes de como as exigências da parentalidade podem afetar negativamente a relação conjugal. O simples aconselhamento prestado durante estes primeiros anos pode evitar problemas conjugais graves mais tarde. Um enfermeiro experiente, que não julga e que reconhece preconceitos sexuais pessoais, pode contribuir muito para a saúde sexual de famílias jovens. A enfermeira pode reconhecer problemas potenciais no casamento e intervir ou encaminhar o casal para aconselhamento adicional (Reeder et al., 1997).

Em 1987, Savage argumentou que qualquer doença, processo de doença ou tratamento tem o potencial de afetar a sexualidade ou a saúde sexual de um indivíduo. Van Ooijen e Charnock (1994) sugeriram que a questão importante é que o tópico esteja sempre na ordem do dia e que os enfermeiros se apercebam de que a sexualidade se insere definitivamente no âmbito dos cuidados de enfermagem holísticos. Este ponto de vista é apoiado pelo Royal College of Nursing em 2000, que descreveu a satisfação das necessidades de cuidados de saúde sexual e sexual dos indivíduos como uma área apropriada e legítima da atividade de enfermagem (Taylor & Davis, 2006)

Os enfermeiros receiam não ser capazes de responder às questões de saúde sexual levantadas pelos doentes; este facto levou a que os enfermeiros esperassem que os doentes iniciassem a discussão (Stokes & Mears, 2000). A este respeito, o estudo de Gott, Galena, Hinchliff, Elford (2004), realizado com 22 médicos de clínica geral e 35 enfermeiros de clínica geral em Sheffield, identificou os serviços de saúde de cuidados primários como o primeiro ponto de contacto para os doentes com problemas de saúde sexual. Este aspeto foi considerado particularmente importante para os pacientes de meia-idade e mais velhos (idades não indicadas), que eram considerados menos propensos a aceder a serviços como os de medicina geniturinária (GUM) e as clínicas de planeamento familiar. Apesar disso, os enfermeiros e os médicos de clínica geral afirmaram que não iniciavam a discussão de questões de saúde sexual com os pacientes por rotina. Este estudo concluiu que as barreiras à discussão da saúde sexual com os doentes se baseavam na crença dos médicos de que certos doentes seriam menos susceptíveis de falar sobre saúde sexual. É significativo o facto de os profissionais que discutiram a saúde sexual com os doentes terem afirmado que essa não tinha sido a sua experiência, o que ilustra o efeito dos estereótipos na restrição da prática de enfermagem.

As preocupações sexuais podem resultar de muitas doenças ou tratamentos comuns. Se os problemas ou potenciais problemas não forem resolvidos, o auto-conceito do doente diminui e é difícil adaptar-se a uma imagem corporal alterada ou a funções corporais alteradas. A sexualidade deve fazer parte do plano de cuidados para o doente, tal como a nutrição, a eliminação e a mobilidade. Se a sexualidade e a atividade sexual fazem parte da vida normal do doente, devem ser consideradas juntamente com outros componentes da vida diária. Ao prestar este apoio, os enfermeiros podem ajudar os doentes a conhecer e a compreender as suas próprias capacidades e incapacidades resultantes da doença ou da cirurgia, permitindo-lhes ajustar-se em conformidade (Wilson, 1995).

A sexualidade é uma parte importante da saúde humana e deve ser abordada em vários aspectos dos cuidados de enfermagem. Muitos enfermeiros têm dificuldade em prestar cuidados aos doentes na área da sexualidade e, normalmente, não abordam as preocupações sexuais, a menos que o doente faça perguntas específicas. Num estudo que explorou as atitudes de indivíduos saudáveis em relação a médicos e enfermeiros que discutem preocupações sexuais com os clientes, a maioria dos indivíduos considerou que discutir preocupações sexuais com enfermeiros era apropriado e todos os indivíduos consideraram que os médicos deviam discutir preocupações sexuais com os clientes. Os resultados deste estudo revelaram que as atitudes não foram influenciadas por variáveis como a idade, o género ou o estado civil. Estes resultados sugerem que os enfermeiros podem sentir-se à vontade para abordar a sexualidade com muitos dos seus clientes e que, quando não têm a certeza de discutir a sexualidade com os clientes, os enfermeiros devem encaminhar os clientes para os seus médicos (Waterhouse, 1993).

CAPÍTULO III

Sujeitos e métodos

Este capítulo descreve o objetivo, a definição operacional de alguns termos, a conceção utilizada para atingir o objetivo, o local onde os dados foram recolhidos, os sujeitos que foram recrutados para o estudo, os instrumentos utilizados neste estudo, o procedimento e o estudo piloto, bem como a conceção da análise. Cada um destes elementos será abordado neste capítulo em termos de actividades e métodos de investigação.

Definição teórica dos termos

Relação interpessoal:

Trata-se de uma associação entre duas ou mais pessoas que pode variar de fugaz a duradoura. Esta associação pode basear-se em limerência, amor e afeição, interações comerciais regulares ou qualquer outro tipo de compromisso social (Snyder e Lopez, 2007).

Conflito:

Trata-se de uma oposição real ou sentida de necessidades, valores e interesses. Um conflito pode ser interno (dentro de si próprio) aos indivíduos (Brem, 1995).

Ligação emocional:

É um conjunto de sentimentos subjectivos que se juntam para criar uma ligação entre duas pessoas. A palavra emocional significa despertar sentimentos fortes. Os sentimentos podem ser raiva, tristeza, alegria, amor ou qualquer uma das milhares de emoções que os seres humanos experimentam. Uma ligação é um vínculo, uma ligação ou laço com algo ou alguém (Gladd, 2008).

Intimidade psicológica:

É a sensação de que se pode ser aberto e honesto ao falar com um parceiro sobre pensamentos e sentimentos pessoais que normalmente não são expressos noutras relações (Mackey, Diemer e O'Brien, 2009).

Definição operacional dos termos

Comunicação geral

É a troca verbal e não-verbal de pensamentos, sentimentos e ideias entre os cônjuges.

Relações interpessoais

Trata-se de uma associação entre os cônjuges. Esta associação pode basear-se no amor, na aceitação e no empenhamento social e ser regulada pela lei, pela religião, pelas regras sociais, pelas tradições e pelo acordo mútuo.

Conflitos interpessoais

Trata-se de uma oposição real ou aparente de necessidades, valores e interesses entre os cônjuges.

Ligação emocional

É um conjunto de sentimentos objectivos, principalmente o amor, que se conjugam para criar um laço entre os cônjuges.

Relação psicológica

É a sensação de que um dos membros do casal pode ser aberto e honesto ao falar com o outro sobre pensamentos e sentimentos pessoais, que normalmente não são expressos noutras relações nem por ninguém.

Objetivo

O objetivo deste estudo foi avaliar o papel da mulher na disfunção sexual masculina entre casais casados

Conceção

O estudo adoptou um desenho descritivo prospetivo. O seu principal objetivo foi explorar o perfil sexual das esposas de homens com disfunção sexual psicológica.

Definição

Os dados foram recolhidos no Ambulatório de Andrologia e Saúde Sexual do Hospital Universitário El Manial, que está associado à Universidade do Cairo, no Egito. A Clínica Ambulatória de Andrologia e Saúde Sexual presta serviços completos a pacientes de todo o Egito, incluindo áreas superiores e inferiores, e presta cuidados a cerca de 15 700 pacientes com problemas andrológicos e sexuais anualmente. A Clínica de Andrologia presta serviços principalmente a homens com problemas sexuais e de infertilidade. Presta todos os níveis de cuidados médicos no que respeita a questões sexuais e andrológicas. Atualmente, não é prestado aconselhamento sexual nesta clínica. A clínica é gerida por pessoal docente e médico, bem como por enfermeiros diplomados.

Amostra

Foram incluídas 60 esposas de homens (diagnosticados como tendo disfunção sexual psicogénica) que reivindicaram o papel feminino na sua queixa sexual. As esposas incluídas cumpriam os seguintes critérios de inclusão: aceitação total de participar no estudo, capacidade de falar e compreender o significado do problema e ausência de perturbações mentais ou físicas. As mulheres que apresentavam qualquer indício de doença mental foram excluídas por não poderem participar no estudo ou por se concentrarem sob o efeito de drogas ou doenças. O estado mental foi verificado através da entrevista e da anamnese. Também foram excluídos os doentes que se recusaram a participar no estudo.

Ferramentas

Os principais instrumentos utilizados neste estudo foram dois questionários semi-estruturados, concebidos pelo investigador para a recolha de dados.

A) Questionário de avaliação geral do sexo feminino "Apêndice A".

B) Questionário de avaliação da sexualidade da mulher "Anexo B".

A. O Questionário de Avaliação Geral Feminina "Apêndice A" inclui as quatro partes:

1. Os dados relativos à mulher incluem (6) perguntas e contêm dados relacionados com a idade da mulher, a idade do casamento, o nível de instrução, a profissão, a residência, bem como os hábitos (fumadora, alcoólica, toxicodependente, etc.).

2. Os dados relativos ao marido incluem (6) itens e dados relativos à idade, nível de escolaridade, profissão, residência, hábitos (fumador, alcoólico, toxicodependente, etc.) e queixa sexual do marido.

3. O perfil obstétrico inclui (11) itens sobre mutilação genital, menstruação, modo de parto, antecedentes de cirurgia pélvica e respetivo tipo, utilização de método contracetivo e respetivo tipo, antecedentes de complicações em partos anteriores e respetivo tipo, bem como antecedentes actuais de infeção do trato genital e respetivo tipo.

4. Os dados sobre o casamento incluem (7) itens sobre os anos de casamento e o tipo de casa em que vivem (principalmente se vivem sozinhos ou com a família da mulher ou do marido e o número de quartos), o número de filhos, o número de casamentos que não o da mulher, se os houve, o grau de interferência das famílias do marido e da mulher na sua vida conjugal, o tipo de relação entre eles antes do casamento e a aceitação da mulher em relação a este casamento.

B. O Questionário de Avaliação da Sexualidade Feminina "Anexo B" inclui cinco partes:

1. O conhecimento sexual da mulher inclui (4) perguntas e obtém dados relacionados com a primeira vez que as mulheres obtiveram conhecimentos sexuais na sua vida, a fonte desses conhecimentos, a adequação desses conhecimentos e a diferença entre esses conhecimentos e a experiência real após o casamento.

2. Perturbações médicas que possam afetar a saúde sexual das mulheres, e inclui (4) perguntas relacionadas com a presença de qualquer doença psiquiátrica e/ou médica.

3. A queixa sexual feminina inclui (7) perguntas sobre a história de abuso sexual, a presença de problema sexual e o seu tipo, o impacto deste problema sexual no seu desejo sexual, a presença de dor sexual com o contacto sexual e o seu grau, e o efeito da presença de dor na conclusão da relação sexual.

4. Condição sexual atual, que inclui (9) perguntas, os dados relacionados com o número de vezes que a mulher sente desejo ou interesse sexual, o nível do seu desejo ou interesse sexual, o número de vezes que iniciou as actividades sexuais, o nível da sua excitação durante o contacto sexual, a lubrificação vaginal durante o contacto sexual (humidade ou secura e durante quanto tempo se mantém lubrificada), o número de vezes que atingiu o orgasmo com o contacto sexual e o seu nível de satisfação com a quantidade de proximidade emocional e a relação sexual com o marido.

5. Relação geral entre a mulher e o marido e inclui (13) perguntas como: se existe uma diferença no seu nível de desejo sexual desde o início da vida conjugal até agora e quais são as diferenças, se o marido sabe ou não satisfazê-la sexualmente, se ela se sente mais confortável quando orienta o marido para as formas que a estimulam sexualmente, se está emocionalmente ligada ao marido, a adequação da comunicação geral e sexual entre eles, o seu comentário sobre o seu estado psicológico na vida conjugal, a principal

causa do problema do marido na sua opinião e as suas sugestões para resolver este problema, e se este problema afectou ou não a sua felicidade conjugal.

O questionário foi concebido com base na revisão da literatura disponível e na opinião de peritos médicos e de enfermagem. O investigador preencheu o questionário durante a entrevista com as esposas.

Procedimento

Os dados foram recolhidos pelo investigador durante um período de vinte e um meses. O processo de recolha de dados passou por três fases:

1. Fase de aprovação oficial:

O investigador contactou os diretores médico e de enfermagem da Clínica de Andrologia e Saúde Sexual e explicou o objetivo do estudo, os benefícios para o paciente e obteve uma aprovação por escrito. Os diretores médico e de enfermagem deram a sua colaboração e apoio na realização do estudo (esta fase demorou cerca de duas semanas).

2. Fase de pilotagem e teste das ferramentas:

Nesta fase, o investigador conheceu o casal na clínica e assistiu à avaliação geral efectuada pelos médicos residentes. O questionário foi preenchido pelo investigador para verificar a sua clareza e adequação. Algumas modificações nos instrumentos foram feitas nesta fase, que durou cerca de 3 meses.

3. Fase de recolha de dados:

O processo de recolha de dados iniciou-se com a avaliação médica dos homens, efectuada pelos médicos da clínica. Esta avaliação incluía uma avaliação geral e a recolha da história clínica, sendo depois o doente encaminhado para vários procedimentos de diagnóstico, de acordo com o diagnóstico inicial de disfunção sexual, de modo a distinguir entre causas psicogénicas e orgânicas. Um homem a quem foi diagnosticada uma disfunção sexual psicogénica foi recebido pela investigadora, que se apresentou a ele e obteve a sua aprovação para participar no estudo, depois de lhe ter explicado o objetivo e os benefícios do estudo, pedindo-lhe depois que trouxesse a sua mulher à clínica na segunda visita.

Na segunda visita, o investigador reuniu-se com a mulher do homem numa sala privada da Clínica Sexual para garantir a confidencialidade e, em seguida, o questionário de entrevista foi obtido pelo investigador através de perguntas e registo das respostas.

Cada sujeito foi entrevistado para recolher dados relativos a: 1) Avaliação geral da mulher que inclui dados da esposa (idade, idade no casamento, nível de escolaridade, ocupação, residência, bem como hábitos), perfil obstétrico, dados do marido e dados conjugais. 2) Avaliação da sexualidade da mulher; inclui conhecimentos sexuais, doenças médicas, queixas sexuais femininas, condição sexual atual e relação geral da mulher/marido. O investigador fez as perguntas e registou as respostas. Cada entrevista teve a duração mínima de uma hora.

Após o preenchimento do questionário de entrevista, procedeu-se a uma troca de dados entre o médico e o investigador para ajudar o médico no diagnóstico e na decisão de tratamento do marido, e o perfil da mulher foi formulado pelo investigador para estudos futuros que possam ajudar no tratamento do casal.

Considerações éticas:

Todos os participantes e prestadores de cuidados de saúde tinham conhecimento de que a investigadora era candidata a um mestrado na Faculdade de Enfermagem da Universidade do Cairo. As mulheres foram informadas de que o estudo não representava qualquer risco ou perigo para a sua saúde e que era realizado para seu benefício e para o objetivo do estudo. Foram tomadas medidas para garantir a confidencialidade de todos os factos ocorridos durante a visita.

Aos doentes que estavam dispostos a participar e que satisfaziam os critérios de seleção foi pedido um consentimento oral para confirmar a sua aceitação. A investigadora identificou-se perante as participantes e explicou-lhes a natureza do estudo e a sua importância. Todas as mulheres que concordaram em participar foram abordadas como parte da amostra e informadas do seu direito de se retirarem do estudo em qualquer altura, sem necessidade de indicar qualquer motivo.

O seguinte fluxograma foi seguido durante a recolha de dados.

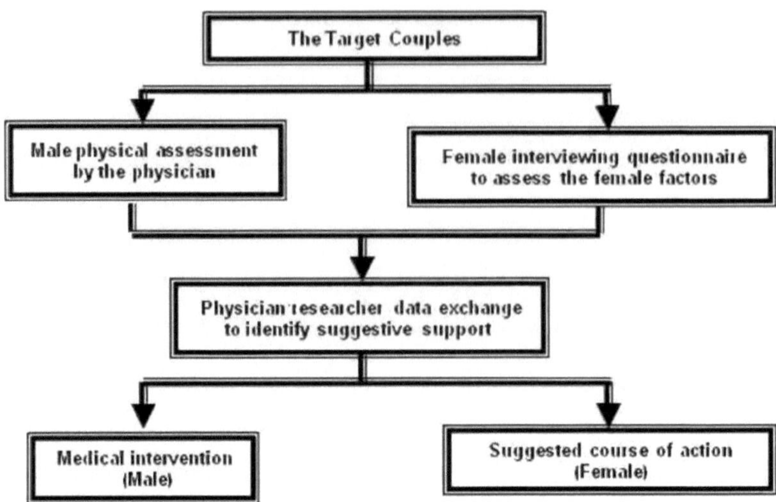

Estudo-piloto

Foi recrutado um total de 6 mulheres para o estudo-piloto, a fim de investigar o instrumento de recolha de dados quanto à sua clareza, adequação e aceitabilidade pelos sujeitos, e corrigir eventuais discrepâncias no instrumento de recolha de dados.

Todas as mulheres recrutadas para o estudo-piloto cumpriram os critérios de seleção da amostra. O estudo-piloto teve a duração de três meses e revelou que o tempo médio de preenchimento do questionário de entrevista era de aproximadamente uma hora.

O estudo piloto revelou que era necessário acrescentar alguns itens ao questionário de entrevista, por exemplo, queixas sexuais femininas e o grau de interferência dos familiares do cônjuge na vida do casal.

Limitações do estudo

O local de recolha de dados foi o Ambulatório de Andrologia e Saúde Sexual do Hospital Universitário El Manial. No entanto, havia um número limitado de pacientes com diagnóstico de disfunção sexual psicogénica. Além disso, havia muitos homens que se recusaram a participar na investigação, bem como as suas mulheres. Assim, o número da amostra foi alterado de 100 para 60 após 18 meses de recolha de dados.

Análise estatística

A gestão dos dados foi efectuada através da codificação e da introdução das respostas no computador. O investigador verificou todos os dados para evitar quaisquer discrepâncias. Os dados foram examinados para detetar erros de codificação e de introdução. Os registos dos sujeitos foram armazenados utilizando o Statistical Package for Social Science (SPSS). Foram utilizadas estatísticas descritivas para analisar a população da amostra. Foram utilizadas a média, a amplitude, o desvio padrão e a distribuição de frequências. Também foi utilizada a análise de regressão múltipla para examinar as diferenças e semelhanças dentro do grupo e para determinar as variáveis femininas preditoras da disfunção sexual psicogénica masculina.

Nível de significância

Para todos os testes estatísticos efectuados, o limiar de significância foi fixado no nível de 5% (valor P). Um valor de $p > 0,05$ indica um resultado não significativo e um valor de $p \leq 0,05$ indica um resultado significativo, sendo o valor de p o grau de significância. Quanto mais pequeno for o valor p obtido, mais significativo é o resultado; o valor p é a probabilidade de erro da conclusão.

CAPÍTULO IV

Resultado

Este estudo teve como objetivo avaliar o papel feminino na disfunção sexual masculina entre casais casados através da exploração dos perfis sexuais e de saúde das suas esposas. Os resultados deste estudo descritivo são apresentados em três secções principais: as caraterísticas sociodemográficas são apresentadas na primeira secção, o perfil sexual é apresentado na segunda secção e os factores femininos que podem afetar a disfunção sexual masculina são apresentados na terceira secção.

Secção I: Descrição sócio-demográfica

Esta secção inclui a descrição de: I. Caraterísticas sócio-demográficas de mulheres e homens; e II. Perfil obstétrico e conjugal.

I. Caraterísticas sócio-demográficas das mulheres e dos homens

Esta parte inclui a descrição das mulheres e dos homens por idade, idade do casamento, nível de instrução, profissão, residência, hábitos e queixas sexuais dos maridos.

A faixa etária das mulheres era de 18-42 anos, com uma média de idade de 28,73 ± 5,74 anos, enquanto a faixa etária dos maridos era de 22-46 anos, com uma média de idade de 34,47% ± 6,03 anos (Tabela 1).

Treze vírgula três por cento das mulheres não sabem ler e escrever, enquanto 1,7% sabem apenas ler e escrever. No entanto, 21,7% da amostra recebeu educação preparatória, 43,3% tinha certificado do ensino secundário e 20% da amostra recebeu educação universitária. Relativamente aos maridos, 18,3% não sabem ler nem escrever, 3,3% sabem ler e escrever, 18,3% completaram o ensino preparatório, 36,7% têm o certificado do ensino secundário e 23,3% têm o ensino universitário (Figura 1).

Quanto à ocupação, 58,3% das mulheres eram donas de casa, enquanto 41,7% trabalhavam, sendo que 36,7% eram funcionárias públicas e 5% eram técnicas. Quanto à ocupação dos maridos, 31,7% deles eram funcionários públicos e 68,3% eram técnicos (Tabela 2).

Quanto à residência, 93,3% dos casais residiam em zona urbana, enquanto 6,7% residiam em zona rural. (Figura, 2)

Neste estudo, as mulheres não tinham hábitos especiais (tabagismo, toxicodependência, etc.). Quanto aos hábitos dos maridos, 31,7% não tinham hábitos especiais, enquanto 68,3% eram fumadores com uma média de 25 cigarros/dia, 5% estavam adaptados ao consumo de cannabis e bango e 1,7% eram toxicodependentes (Figura, 3).

Relativamente às queixas sexuais dos maridos, 20% dos maridos apresentavam desejo sexual hipoactivo, 58,3% disfunção erétil (DE), 26,7% ejaculação precoce, 5% anorgasmia, 3,3% desejo hiperativo e 1,7% falta de sensibilidade durante o ato sexual (Tabela 3).

II. Perfil conjugal e obstétrico:

A faixa etária das mulheres na altura do casamento era de 16-36 anos, com uma média de 22,96 ± 4,07 anos (Tabela 1). Os anos de casamento variaram de 1 mês a 20 anos, com uma média de 5,77 ± 5 anos.

Relativamente ao tipo de habitação, 60% viviam em casas grandes (muitos quartos) e tinham um quarto especial, 23,3% viviam em casas pequenas com um quarto para eles e para os filhos, enquanto 16,7% viviam em casas de família do marido ou da mulher com um quarto para eles (Quadro 4).

Neste estudo, 45% da amostra referiu que havia interferência da família do marido ou da mulher na sua relação conjugal e sexual, enquanto 55% não tinha qualquer interferência familiar. Quanto ao casamento anterior dos maridos, 96,7% não tinham histórico de casamentos anteriores; enquanto 3,3% foram casados uma vez.

Considerando a relação social entre os casais antes do casamento, 20% das mulheres eram vizinhas dos maridos antes do casamento, 15% delas eram familiares dos maridos, 11,7% eram colegas de trabalho dos maridos, 38,3% não tinham qualquer relação e casaram por contrato (casamento normal), 5% delas eram colegas de turma na universidade dos maridos e 10% delas referiram que os maridos eram familiares ou amigos dos irmãos antes do casamento. (Figura, 4)

Considerando a aceitação das mulheres aos seus maridos quando estes lhes foram propostos, 85% delas aceitaram casar com os seus maridos, enquanto 15% delas foram forçadas a aceitar este casamento pelas suas famílias.

Relativamente à paridade, 33,3% das mulheres eram nulíparas, 18,3% eram primíparas,

28,3% para 2, 15% para 3 e 5% eram para 4. Relativamente ao número de filhos, 33,3% da amostra não tinha filhos, 18,3% tinha um filho, 28,3% tinha dois filhos, 15% tinha 3 filhos e 5% tinha 4 filhos. (Figura, 5)

Neste estudo, 93,3% das mulheres foram submetidas a um corte genital (circuncisão). Todas as mulheres do estudo estavam em idade fértil, sendo que 88,3% delas tinham uma menstruação regular e 11,7% tinham uma menstruação irregular sem qualquer efeito para a saúde. Noventa e oito vírgula três por cento das mulheres tiveram um parto vaginal, enquanto apenas 1,7 das mulheres tiveram um parto por cesariana.

Relativamente aos antecedentes de cirurgia pélvica, 25% tinham sido submetidos a uma cirurgia pélvica antes da as; 16,7% tinham sido submetidos a uma operação de dilatação e curetagem do colo do útero, 3,3% a cauterização do colo do útero, 3,3% a laparoscopia e apenas 1,7% a cesariana (Figura 6).

No presente estudo, 65% das mulheres utilizavam diferentes tipos de contraceção; 56,4% utilizavam um dispositivo intrauterino (DIU), 33,3% utilizavam pílulas contraceptivas combinadas, 7,7% utilizavam uma injeção contraceptiva, enquanto 2,6% utilizavam um implante contracetivo subdérmico (Norplant) (Figura, 7).

Relativamente à história de complicações em partos anteriores, 96,7% não tiveram qualquer complicação nos seus partos anteriores; enquanto 3,3% tiveram partos complicados anteriormente, uma vez que 50% delas tiveram infecções e 50% tiveram hipertensão induzida pela gravidez (HPG).

No que diz respeito à infeção do trato genital, 61,7% das mulheres não tinham infeção do trato genital, enquanto 38,3% tinham infeção do trato genital como; 87% tinham vaginite e procuravam tratamento médico, e 8,7% tinham cervicite e não procuravam tratamento médico, enquanto 4,3% tinham tanto vaginite como cervicite (Tabela 5).

Table (1)

Distribuição das caraterísticas da amostra de acordo com a idade e a idade da mulher ao casar (n= 60).

Caraterísticas	Mulheres		Homens	
	X	± DP	X	± DP

Idade	28.73	5.74	34.47	6.03
Idade do casamento	22.96	4.07	-	-

Fig. (1).

Distribuição da amostra de acordo com o nível de escolaridade (n=60).

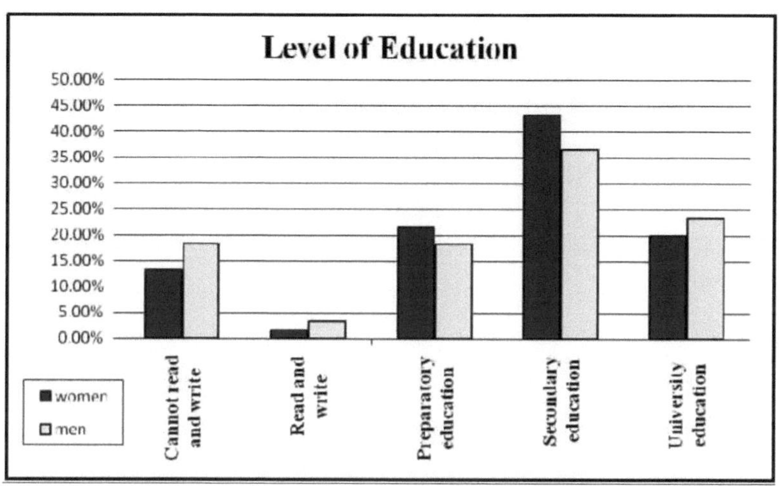

Table (2)

Distribuição da amostra de acordo com a sua profissão (n= 60)

Caraterísticas	Mulheres		Homens	
	Freq. (n=60)	%	Freq. (n=60)	%
Dona de casa	35	58.3	-	-
Funcionário público	22	36.7	19	31.7
Trabalho técnico	3	5	41	68.3

Fig. (2).

Distribuição da amostra de acordo com a residência (n=60).

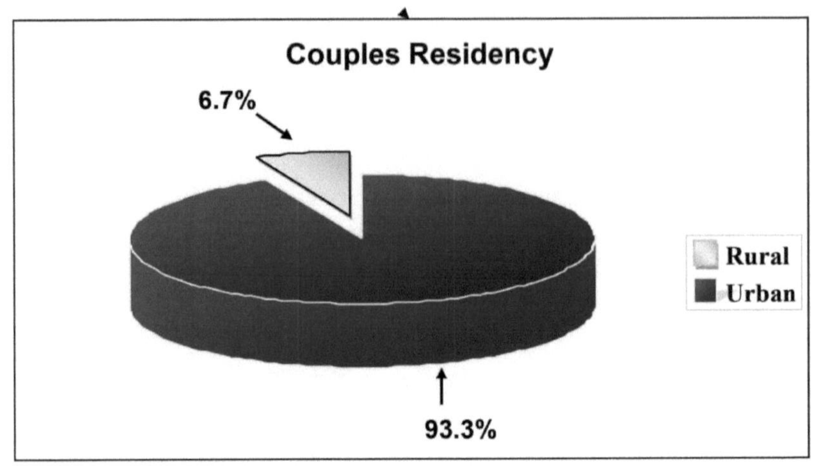

Fig. (3).

Distribuição da amostra segundo os hábitos dos maridos (n=60).

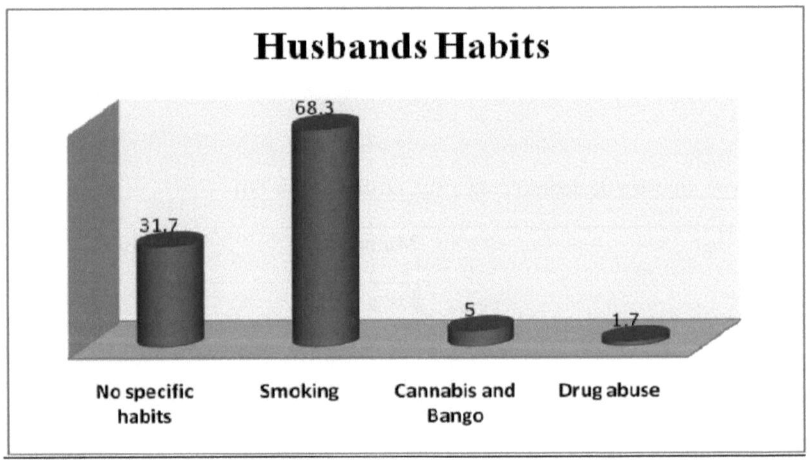

Table (3)

Distribuição da amostra de acordo com as queixas sexuais dos maridos (n= 60).

Caraterísticas	Freq. (n=60)	%
Desejo sexual hipoactivo	12	20
Disfunção erétil	35	58.3

Ejaculação precoce	16	26.7
Anorgasmia	3	5
Desejo hiperativo	2	3.3
Falta de sensibilidade durante o ato sexual	1	1.7

Tabela (4).

Distribuição da amostra de acordo com o tipo de casa em que vivem (n=60).

Caraterísticas	Freq. (n=60)	%
Viver numa casa grande (mais de um quarto)	36	60
Viver numa casa pequena (um quarto)	14	23.3
Viver na casa da família da mulher ou do marido (um quarto para eles e para os filhos)	10	16.7

Fig. (4)

Distribuição da amostra de acordo com a relação social entre os casais antes do casamento (n=60).

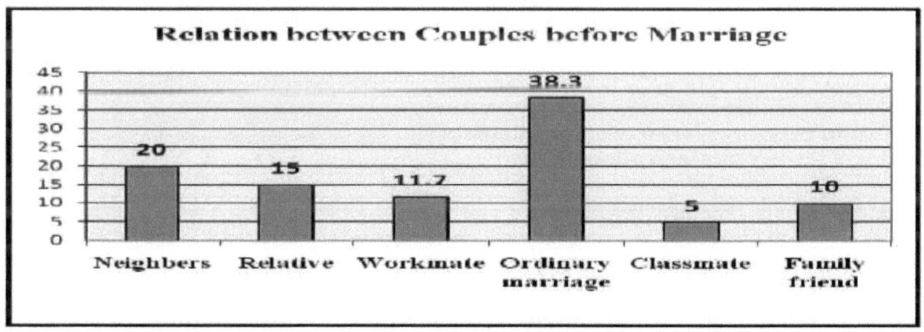

Fig. (5)

Distribuição da amostra segundo o número de filhos (n.º =60)

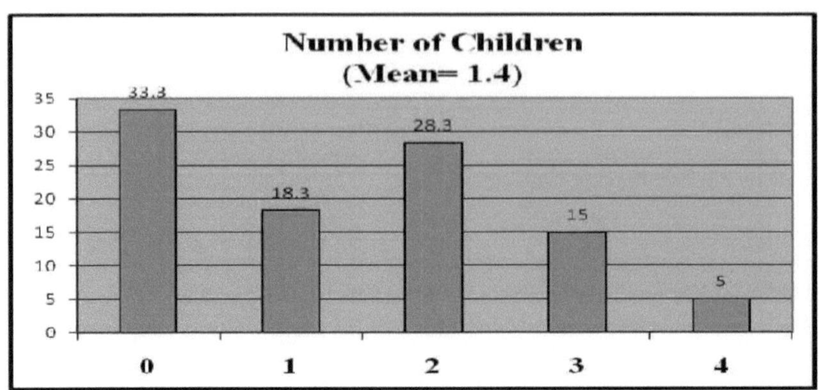

Fig. (6)

Distribuição da amostra de acordo com a história de cirurgia pélvica (n=60).

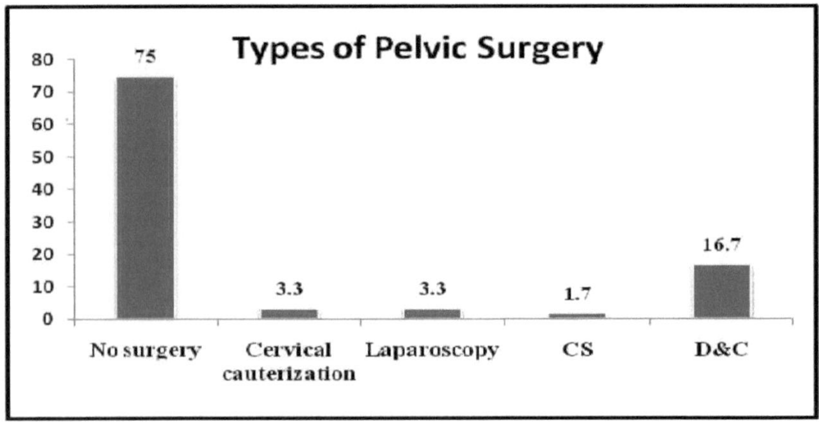

Fig. (7).

Distribuição da amostra de acordo com o uso de contraceção pelas mulheres (n=39).

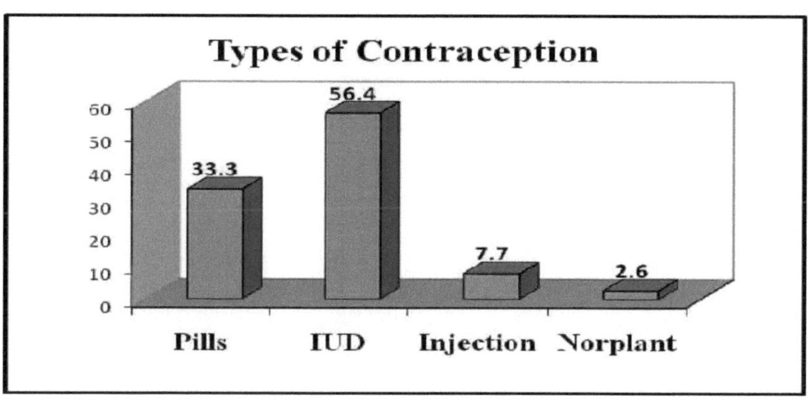

Table (5)

Distribuição da amostra por história atual de infeção do trato genital (n=23)

Caraterísticas	Freq. (n=23)	%
Vaginite	20	87
Cervicite	2	8.7
Vaginite e cervicite	1	4.3

Secção II: Perfil sexual

Esta secção inclui cinco partes principais: A. Conhecimentos sexuais da mulher; B. Perturbações médicas que podem afetar a sexualidade da mulher; C. Queixas sexuais da mulher; D. Condição sexual atual da mulher; e E. Relação geral entre a mulher e o marido.

A. Conhecimentos sexuais das esposas:

Cinquenta e um vírgula sete por cento da amostra estudada obteve conhecimento sexual pela primeira vez antes do casamento, 16,7% obteve esse conhecimento após o casamento e 31,7% não tinha qualquer conhecimento (Tabela 6).

Neste estudo, a fonte de conhecimento sexual para estas mulheres foi, para 20%, livros e revistas, uma percentagem igual de 13,3% de amigos ou maridos após o casamento, 3,3% de membros da família e 18,3% de fontes múltiplas (Figura 8).

Quanto à adequação do conhecimento sexual obtido, 58,5% das esposas relataram que foi adequado, enquanto para 36,6% delas foi inadequado e pouco, e 4,9% delas não souberam especificar se foi adequado ou não (Tabela, 7).

Tendo em conta esta diferença, 63,4% das mulheres responderam que existe uma diferença entre este conhecimento e a sua experiência real após o casamento, 29,3% referiram não haver diferenças e 7,3% não foram capazes de especificar se existia ou não uma diferença.

B. Perturbações médicas das mulheres que podem afetar a sua sexualidade:

Apenas 5% da amostra apresentava queixas de doença médica crónica, sendo que 3,3% tinham hipertensão crónica e faziam medicação hipotensora e 1,7% tinham hipertensão crónica e diabetes mellitus e faziam regime de medicação (Tabela 8).

C. Queixas sexuais da mulher:

Neste estudo, 10% da amostra sofreu diferentes tipos de abuso sexual e incesto. Em relação aos problemas sexuais das esposas, 53,3% da amostra apresentava problemas sexuais, sendo que 35% apresentavam secura vaginal; 5% apresentavam falta de sensibilidade genital durante o contacto sexual; 25% tinham dificuldade em atingir o orgasmo; 21,7% apresentavam falta de interesse sexual; 3,3% apresentavam perda de intensidade do orgasmo; 6,7% nunca tiveram orgasmo; e 3,3% apresentavam mais do que um problema sexual (Figura 9). Dos que tinham queixas sexuais, 78,1% referiram que as queixas sexuais afectaram negativamente o seu desejo sexual; enquanto 15,6% mencionaram que estes problemas não afectaram a sua libido e 6,3% não tinham a certeza se a sua libido tinha sido afetada pelas queixas sexuais ou não.

Trinta e três vírgula três por cento da amostra queixou-se de dor sexual (dispareunia) durante o contacto sexual. Das esposas que tinham dispareunia, 65% referiram que não conseguiam completar a relação sexual com esta dor; enquanto 35% delas mencionaram que completaram a sua atividade sexual com esta sensação dolorosa.

D. Padrão atual da condição sexual das mulheres:

Quanto ao sentimento de desejo ou interesse sexual, 56,7% das mulheres sentiram desejo sexual pelo menos uma vez por semana, 16,7% sentiram-se sexualmente interessadas 3 vezes por semana, 11,7% sentiram-se sexualmente interessadas diariamente, 8,3% quase nunca ou nunca tiveram desejo sexual, enquanto 6,7% tiveram desejo de contacto sexual uma ou duas vezes nas últimas 4 semanas antes da entrevista

(Tabela 9). Relativamente ao nível deste desejo, 11,7% tinham um nível muito elevado de libido, 21,7% tinham um nível elevado de desejo, 43,3% tinham um nível moderado de libido, 16,7% tinham um nível baixo de libido e 6,7% tinham um nível muito baixo ou nenhum desejo (Tabela 10).

No que diz respeito à frequência com que as mulheres iniciam as actividades sexuais, 11,7% das mulheres referiram que iniciam sempre as actividades sexuais (todas as tentativas de contacto sexual), 8,3% na maioria das vezes (mais de metade), 35% às vezes (cerca de metade das vezes), 26,7% algumas vezes (menos de metade) e 18,3% da amostra referiu que quase nunca ou nunca iniciou actividades sexuais com os seus maridos (Tabela 11).

Considerando o nível de excitação das esposas durante as actividades sexuais, para 6,7% era muito alto e forte, para 26,7% alto e forte, para 36,7% nível satisfatório, para 20% era bastante baixo e fraco, e para 10% era muito baixo e fraco (Tabela 12).

Vinte e um vírgula sete por cento das mulheres queixaram-se de secura da vagina durante as actividades sexuais, 56,7% tinham humidade na vagina e 21,7% não sabiam se tinham a vagina seca ou molhada durante o contacto sexual. No que se refere às mulheres com vagina húmida, a figura 10 mostra que 2,9% delas referiram que essa humidade se verificava apenas no início do contacto sexual, 8,8% queixaram-se de que a humidade diminuía antes do fim do contacto sexual, 70,6% afirmaram que a humidade vaginal durava até ao fim da relação sexual e 17,7% não souberam especificar essa questão.

Relativamente à frequência com que atingem o orgasmo, 8,3% das mulheres atingem o orgasmo em cada contacto sexual, 13,3% atingem o orgasmo a maior parte das vezes (mais de metade das vezes do contacto sexual), 30% às vezes (cerca de metade das vezes), 31,7% poucas vezes (menos de metade das vezes) e 16,7% quase nunca ou nunca atingem o orgasmo (Tabela 13).

Relativamente à satisfação com a proximidade ou intimidade emocional, 38,3% das mulheres estavam muito satisfeitas com a proximidade emocional com os seus maridos, 36,7% estavam moderadamente satisfeitas, 13,3% estavam quase igualmente satisfeitas e insatisfeitas, 8,3% estavam moderadamente insatisfeitas e 3,3% estavam muito insatisfeitas (Tabela 14).

Quanto à satisfação da relação sexual entre os casais, 8,3% das mulheres estavam muito satisfeitas com a relação sexual com os seus maridos, 38,3% estavam moderadamente satisfeitas, 28,3% estavam quase igualmente satisfeitas e insatisfeitas, 5% estavam moderadamente insatisfeitas, enquanto 20% delas estavam muito insatisfeitas com a relação sexual com os seus maridos (Tabela 15).

E. Condição sexual atual:

Considerando as mudanças no desejo sexual, 43,3% das esposas relataram ter diferença no desejo sexual desde o início do casamento até então, sendo que 96,2% delas se queixavam de diminuição do desejo sexual, enquanto 3,8% delas apresentavam elevação no nível de desejo sexual. (Tabela, 16)

Neste estudo, 51,7% das mulheres referiram que o marido sabia como as satisfazer sexualmente, enquanto 16,7% disseram que o marido não fazia ideia de como as satisfazer sexualmente e 31,7% não sabiam se o marido fazia ou não ideia de como as satisfazer sexualmente.

Considerando o impacto da orientação dada pelas mulheres aos seus maridos sobre as formas de se excitarem, 50% das mulheres sentir-se-iam confortáveis em orientar os seus maridos para as formas que as satisfazem, 31,7% delas sentir-se-iam desconfortáveis em orientar os seus maridos para as formas que as satisfazem e 18,3% delas não sabiam se se sentiriam mais confortáveis em orientar os seus maridos para as satisfazerem ou não.

Relativamente à intimidade e ligação emocional, 80% das mulheres estavam emocionalmente ligadas e eram íntimas dos seus maridos, enquanto 8,3% não estavam emocionalmente ligadas ou íntimas dos seus maridos e 11,7% não sabiam se eram ou não emocionalmente íntimas dos seus maridos.

Considerando a comunicação geral das mulheres com os seus maridos, 68,3% das mulheres tinham uma comunicação geral adequada na sua vida conjugal com os seus maridos, enquanto 16,7% delas tinham uma comunicação geral inadequada com os seus maridos, e 15% delas não sabiam se a comunicação geral com os seus maridos era adequada ou não.

Relativamente à comunicação sexual adequada, 43,3% das mulheres tinham uma comunicação sexual adequada na sua vida conjugal com os maridos, enquanto 30% delas tinham uma comunicação sexual inadequada com os maridos e 26,7% delas não sabiam se a comunicação sexual com os maridos era adequada ou não.

No que respeita à relação psicológica geral, 26,7% das mulheres estavam muito satisfeitas com a relação com os maridos, 21,7% estavam moderadamente satisfeitas com esta relação, 23,3% não sabem decidir, 6,7% estavam moderadamente insatisfeitas e 21,7% estavam muito insatisfeitas (Quadro 17).

No que se refere à felicidade conjugal das mulheres com os seus maridos, para 60%, esta tinha sido afetada pelos problemas sexuais dos maridos, enquanto 40% delas não referiram qualquer relação entre a sua felicidade conjugal e os problemas sexuais dos maridos.

A opinião das esposas sobre as causas dos problemas sexuais é ilustrada na figura (13), que revela que 33,3% das esposas pensavam que as causas dos problemas sexuais dos seus maridos eram doenças médicas, 23,3% não sabiam, 1,7% pensavam que a causa do problema era a falta de amor, 20% pensavam que havia uma causa psicológica, 5% referiram que a principal causa era o facto de os maridos pensarem sempre que iam falhar, 1,7% pensavam que a causa era o vício dos maridos e as relações proibidas com prostitutas. Além disso, 15% da amostra considerou que a causa era a carga de trabalho e a exaustão dos maridos (Figura 11).

Relativamente à sugestão das esposas para a resolução destes problemas, 50% das esposas em estudo deram sugestões para a resolução dos seus problemas. A procura de aconselhamento médico foi essencial para 28,3%, enquanto 3,3% não sabiam como resolver esse problema, 16,7% achavam que o divórcio era a única forma de resolver esse problema e 1,7 achavam que os maridos tinham de modificar o seu estilo de vida (Figura, 12).

Table (6)

Distribuição da amostra de acordo com o tempo de obtenção de conhecimentos sexuais (n= 60) .

Caraterísticas	Freq. (n=60)	%
Antes do casamento	31	51.7

Depois do casamento	10	16.7
Nenhum conhecimento	19	31.7

Fig. (8)

Distribuição da amostra de acordo com a fonte de conhecimento sexual (n=60).

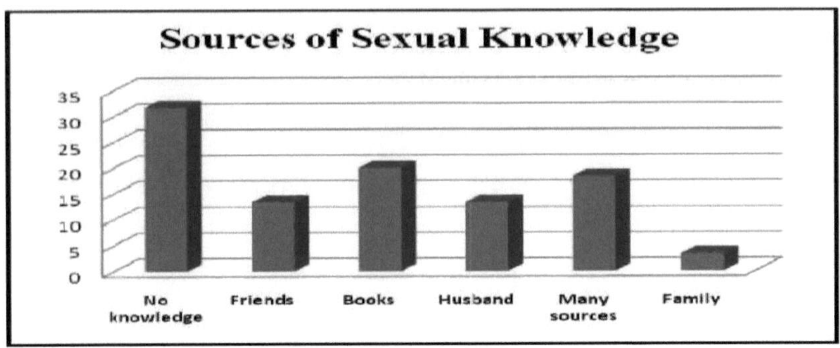

Quadro (7)

Distribuição da amostra de acordo com a adequação dos conhecimentos sexuais (n= 41).

Caraterísticas	Freq. (n=41)	%
Adequado	24	58.5
Inadequado	15	36.6
Não sabia	2	4.9

Quadro (8)

Distribuição da amostra de acordo com a presença de doença médica ou psiquiátrica (n= 60).

Caraterísticas	Freq. (n=60)	%
Hipertensão	2	3.3
Hipertensão e Diabetes mellitus	1	1.7

Fig. (9)

Distribuição da amostra de acordo com as queixas sexuais femininas (n=32).

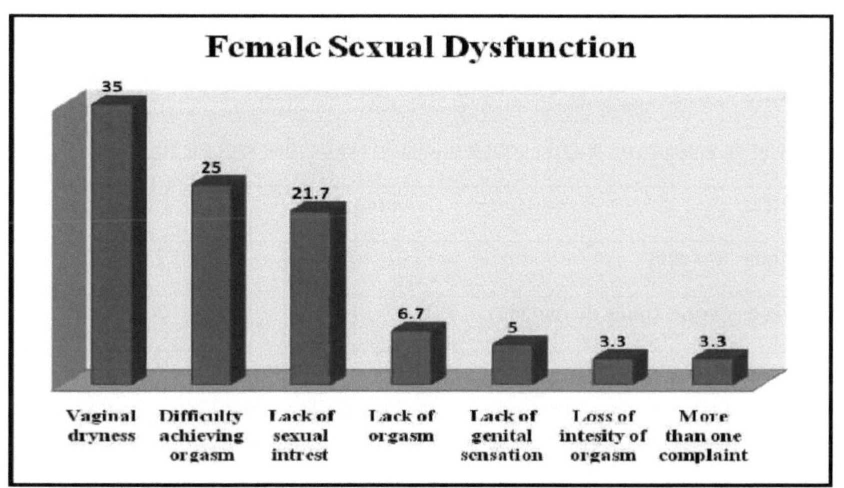

Quadro (9)

Distribuição da amostra de acordo com a frequência da sensação de desejo sexual (n= 60).

Caraterísticas	Freq. (n=60)	%
Todos os dias	7	11.7
3 dias/semana	10	16.7
Pelo menos uma vez por semana	34	56.7
Apenas uma ou duas vezes/4 semanas	4	6.7
Quase nunca ou nunca	5	8.3

Table (10)

Distribuição da amostra de acordo com o nível de desejo ou interesse sexual (n= 60).

Caraterísticas	Freq. (n=60)	%
Muito elevado	7	11.7
Elevado	13	21.7
Moderado	26	43.3
Baixa	10	16.7

Muito baixo ou nenhum	4	6.7

Table (11)

Distribuição da amostra de acordo com a iniciação sexual das esposas (n= 60).

Caraterísticas	Freq. (n=60)	%
Sempre (todas as vezes)	7	11.7
Na maioria das vezes (mais de metade)	5	8.3
Por vezes (cerca de metade)	21	35
Algumas vezes (menos de metade)	16	26.7
Quase nunca ou nunca	11	18.3

Table (12)

Distribuição da amostra de acordo com o nível de excitação sexual (n= 60).

Caraterísticas	Freq. (n=60)	%
Muito elevado/forte	4	6.7
Elevado/forte	16	26.7
Satisfatório	22	36.7
Bastante baixo/fraco	12	20
Muito baixo/fraco	6	10

Fig. (10).

Distribuição da amostra de acordo com a manutenção da humidade vaginal durante o contacto sexual (n=60).

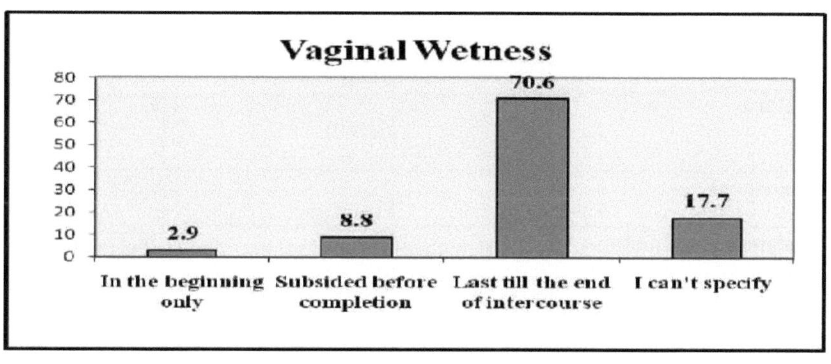

Table (13)

Distribuição da amostra de acordo com a frequência de obtenção do orgasmo (n= 60).

Caraterísticas	Freq. (n=60)	%
Sempre (todas as vezes)	5	8.3%
Na maioria das vezes (mais de metade)	8	13.3%
Por vezes (cerca de metade)	18	30%
Poucas vezes (menos de metade)	19	31.7%
Quase nunca ou nunca	10	16.7%

Table (14)

Distribuição da amostra de acordo com a quantidade de intimidade e proximidade emocional entre os casais (n= 60).

Caraterísticas	Freq. (n=60)	%
Muito satisfeito	23	38.3%
Moderadamente satisfeito	22	36.7%
Quase igualmente satisfeitos e insatisfeitos	8	13.3%
Moderadamente insatisfeito	5	8.3%
Muito insatisfeito	2	3.3%

Table (15)

Distribuição da Amostra Segundo a Satisfação da Relação Sexual entre os Casais (n=

60).

Caraterísticas	Freq. (n=60)	%
Muito satisfeito	5	8.3%
Moderadamente satisfeito	23	38.3%
Quase igualmente satisfeitos e insatisfeitos	17	28.3%
Moderadamente insatisfeito	3	5%
Muito insatisfeito	12	20%

Quadro (16)

Distribuição da amostra de acordo com as alterações do desejo sexual (n=26)

Caraterísticas	Freq. (n=26)	%
Diminuição excessiva	25	96.2 %
Aumento	1	3.8 %

Quadro (17)

Distribuição da amostra segundo a relação psicológica geral entre os casais (n= 60).

Caraterísticas	Freq. (n=60)	%
Muito feliz	16	26.7%
Moderadamente feliz	13	21.7%
Não consigo decidir	14	23.3%
Moderadamente infeliz	4	6.7%
Muito insatisfeito	13	21.7%

Fig. (11)

Distribuição da Amostra de acordo com a Opinião das Esposas sobre as Causas dos Problemas Sexuais dos seus Maridos (n=60).

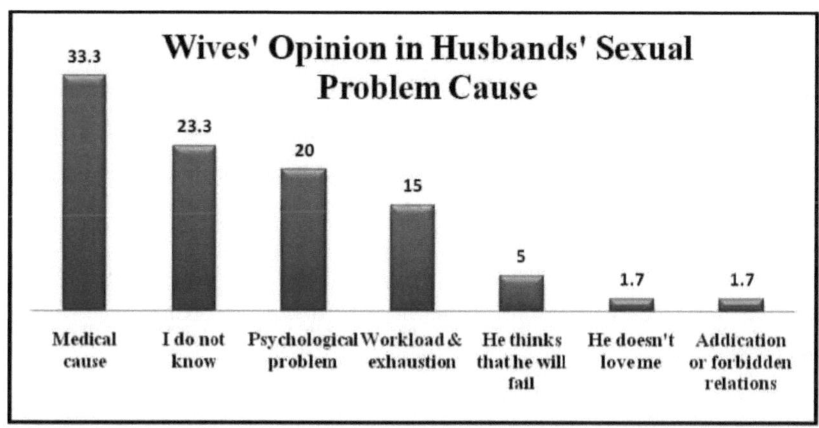

Fig. (12)

Distribuição da amostra de acordo com as sugestões das esposas para a resolução dos problemas sexuais dos maridos (n=60).

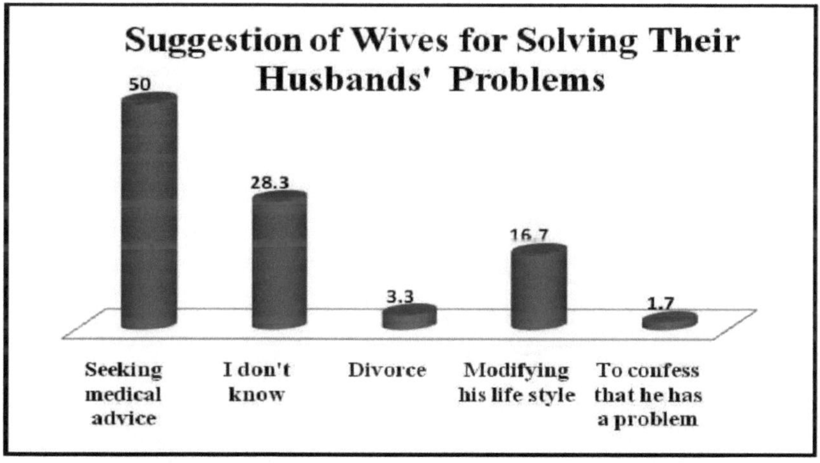

Secção III. Factores femininos que podem afetar a disfunção sexual masculina

A análise de regressão múltipla foi utilizada para detetar as variáveis femininas preditoras da disfunção sexual masculina. Esta secção é composta por três partes: 1) Variáveis preditoras femininas da disfunção erétil, 2) Variáveis preditoras femininas da ejaculação precoce e 3) Variáveis preditoras femininas da perturbação hipoactiva do desejo sexual masculino.

1- Variáveis preditoras da disfunção erétil (DE):

Esta parte explora as variáveis preditoras da disfunção erétil, que incluem: Factores sócio-demográficos femininos, factores de relação conjugal, factores de conhecimento sexual feminino, factores de padrão sexual feminino e factores de disfunção sexual feminina.

O número de filhos, o tipo de habitação em que vivem e os anos de casamento foram as variáveis preditoras que afectaram a disfunção erétil masculina. No entanto, foram encontradas relações negativas estatisticamente significativas entre o número de filhos, o tipo de habitação em que vivem, a profissão da mulher (quase significativa) e a disfunção erétil masculina. Por outro lado, foi encontrada uma relação positiva entre os anos de casamento e a DE (Figura, 13).

Fig. (13)

Women Socio-demographic Factors and Male Erectile Dysfunction (Factores sócio-demográficos das mulheres e disfunção erétil masculina):

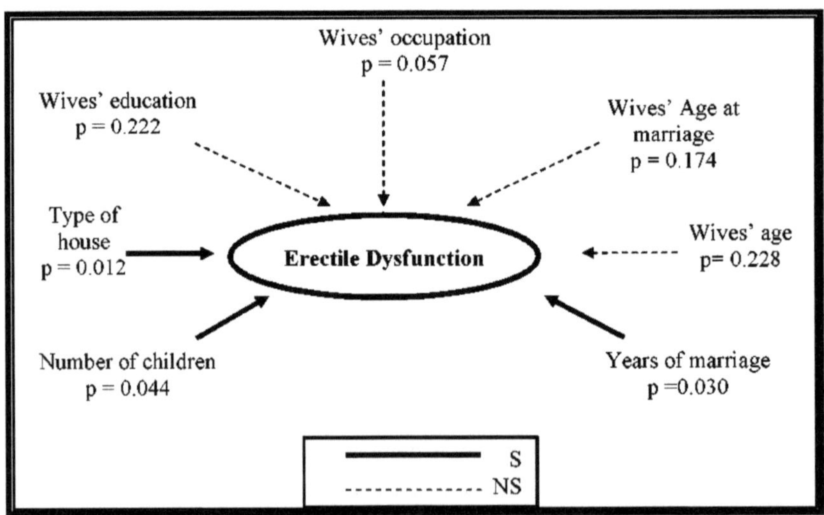

A relação psicológica geral e a interferência da família do casal nos seus diferentes aspectos da vida foram as variáveis preditoras que afectam a disfunção erétil masculina. Houve uma relação negativa estatisticamente significativa entre a relação psicológica e a DE, enquanto que houve uma relação positiva estatisticamente significativa entre a interferência da família do casal nos seus diferentes aspectos da vida e a disfunção erétil masculina (Figura, 14).

Fig. (14)

Marital Relation Factors and Male Erectile Dysfunction (Factores de relação conjugal e disfunção erétil masculina):

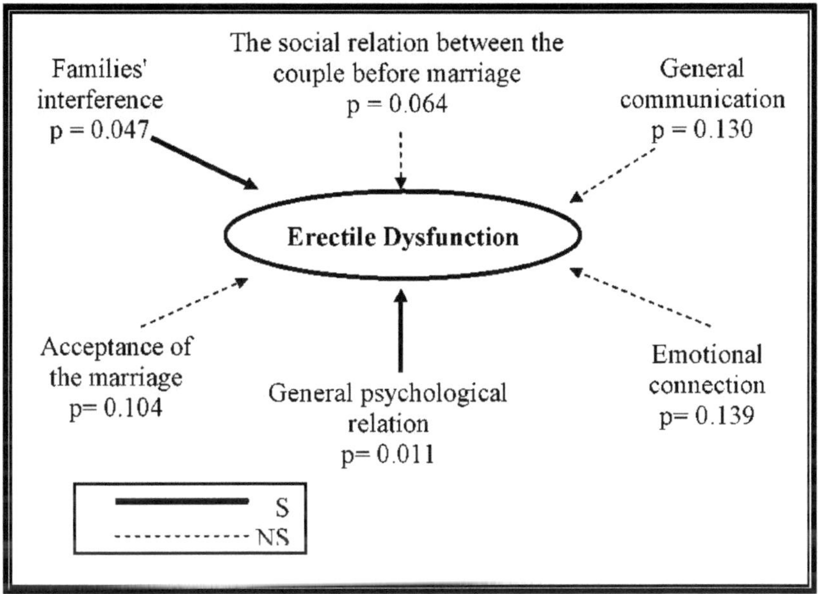

A adequação dos conhecimentos sexuais que as mulheres obtiveram antes do casamento foi a variável preditora que afectou a disfunção erétil masculina. Houve uma relação negativa estatisticamente significativa entre a adequação dos conhecimentos sexuais que as mulheres obtiveram antes do casamento e a disfunção erétil masculina (Figura, 15).

Fig. (15)

Women Sexual Knowledge Factors and Male Erectile Dysfunction (Factores de conhecimento sexual das mulheres e disfunção erétil masculina):

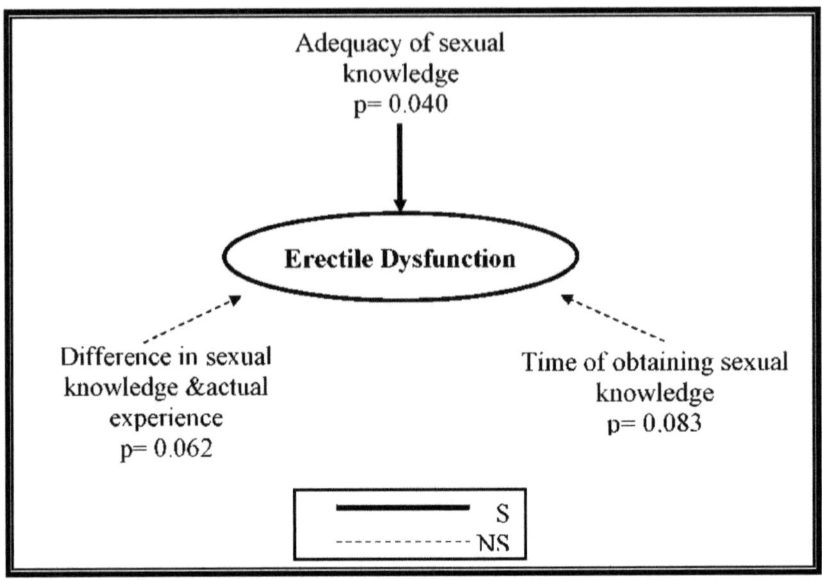

O nível de desejo sexual, a frequência de atingir o orgasmo e o sentimento de conforto das mulheres em orientar os seus maridos para as formas que as satisfazem foram as variáveis preditoras que afectaram a disfunção erétil masculina. Houve uma relação positiva estatisticamente significativa com o nível de desejo sexual, e uma relação negativa estatisticamente significativa entre a frequência de atingir o orgasmo, o sentimento de conforto das mulheres em orientar os seus maridos para as formas que as satisfazem (quase significativo), e a disfunção erétil (Figura, 16).

Fig. (16)

Women Sexual Pattern Factors and Male Erectile Dysfunction (Factores do padrão sexual feminino e disfunção erétil masculina):

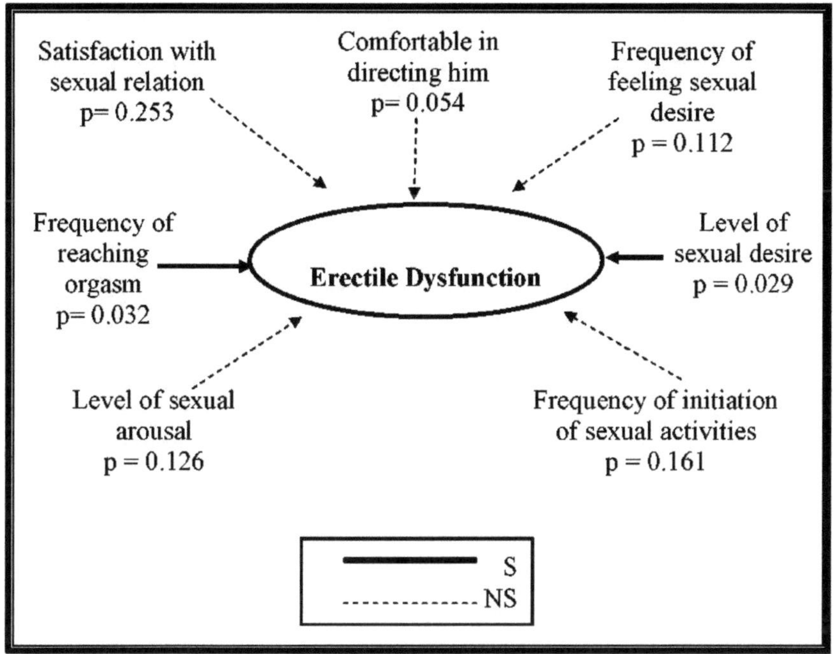

A presença de problemas sexuais entre as mulheres, a dificuldade em atingir o orgasmo, a presença de dor genital durante a relação sexual (dispareunia) e a perda de interesse sexual foram as variáveis preditoras que afectaram a disfunção erétil masculina. Verificou-se uma relação positiva estatisticamente significativa entre a presença de queixas sexuais nas mulheres, a dificuldade em atingir o orgasmo, a presença de dor genital durante a relação sexual (dispareunia) e a disfunção erétil, enquanto que se verificou uma relação positiva estatisticamente significativa entre a falta de interesse sexual e a DE (Figura, 17).

Fig. (17)

<u>Factores de Disfunção Sexual Feminina e Disfunção Eréctil Masculina:</u>

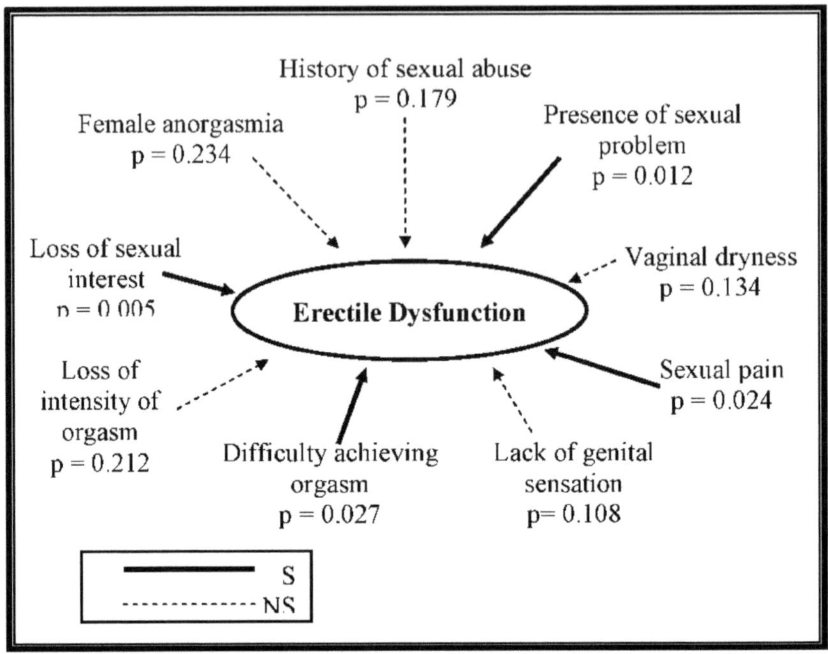

2- Variáveis preditoras da ejaculação precoce:

Esta parte explora os factores que afectam os homens com ejaculação precoce, que incluem: factores sociodemográficos femininos, factores de relação conjugal, factores de conhecimento sexual feminino, factores de padrão sexual feminino e factores de disfunção sexual feminina.

Os anos de casamento, a educação das mulheres e o número de filhos foram as variáveis preditoras que afectaram a ejaculação precoce. No entanto, foi encontrada uma relação positiva estatisticamente significativa entre os anos de casamento e a ejaculação precoce dos homens. No entanto, foram registadas relações negativas entre a educação das mulheres e o número de filhos e a ejaculação precoce dos homens (Figura 18).

Fig. (18)

Women Socio-demographic Factors and Male Premature Ejaculation (Factores sócio-demográficos das mulheres e ejaculação precoce masculina):

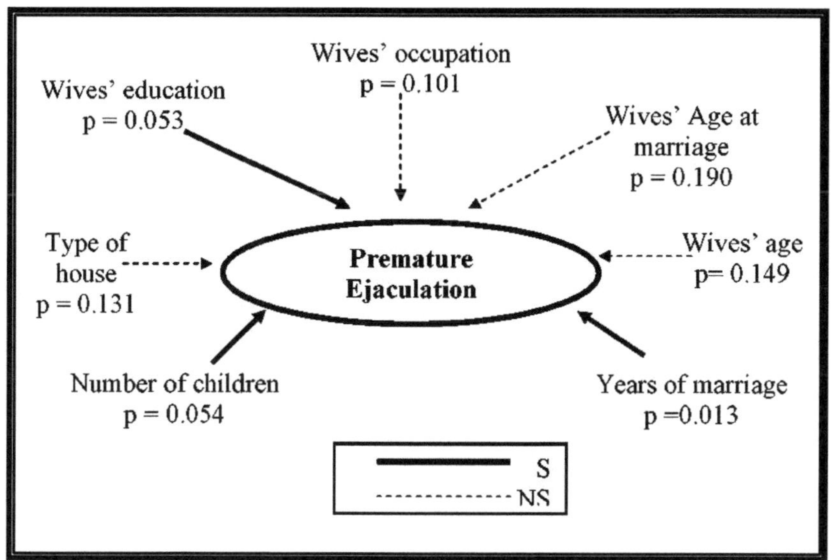

A ligação emocional foi a variável preditora que afectou a ejaculação precoce masculina. Houve uma relação negativa estatisticamente significativa entre a ligação emocional e a ejaculação precoce masculina (Figura, 19).

Fig. (19)

<u>Factores de Relação Conjugal e Ejaculação Precoce Masculina:</u>

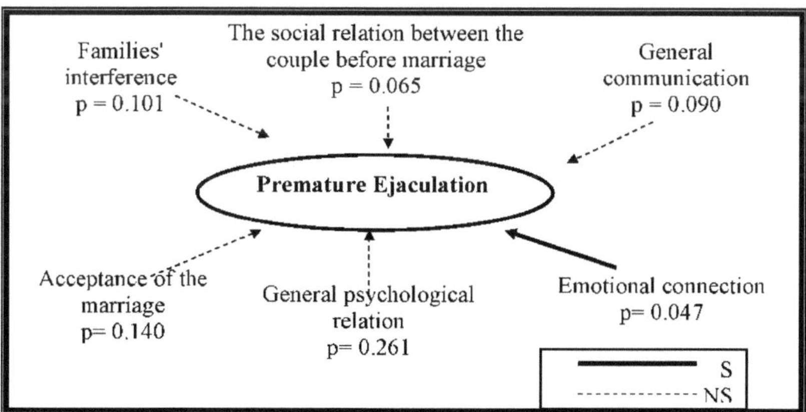

Não houve relações estatisticamente significativas entre a época em que o conhecimento sexual foi obtido, a adequação do conhecimento sexual, a diferença entre o conhecimento obtido e a experiência real que ela teve após o casamento e a ejaculação precoce (Figura, 20).

Fig. (20)

Factores de Conhecimento Sexual das Mulheres e Ejaculação Precoce Masculina:

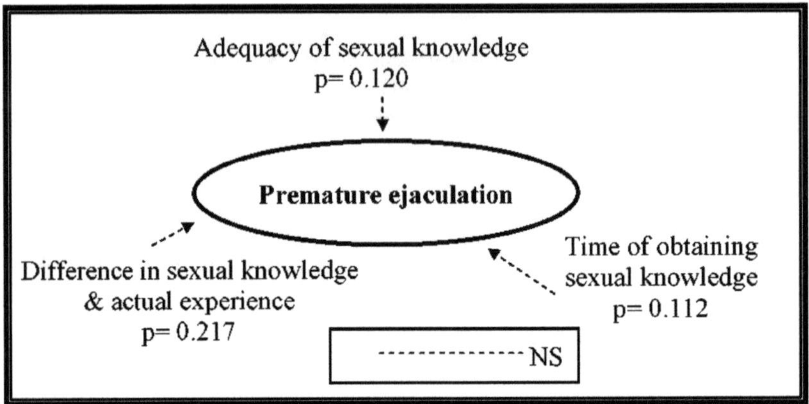

Não se verificaram relações estatisticamente significativas entre a frequência de sentir desejo ou interesse sexual, o nível de desejo sexual, a frequência com que as mulheres iniciam as actividades sexuais, o nível de excitação sexual, a frequência com que atingem o orgasmo, o sentimento de conforto das mulheres em orientar os seus maridos para as formas que as satisfazem, a satisfação feminina da relação sexual e a ejaculação precoce (Figura, 21).

Fig. (21)

Factores do padrão sexual das mulheres e ejaculação precoce:

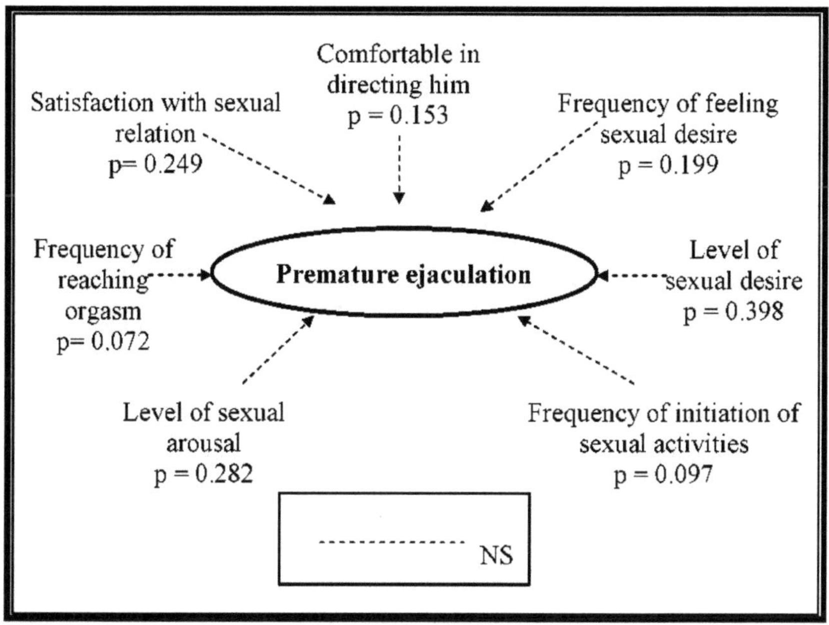

A história de abuso sexual, a anorgasmia feminina e a secura vaginal foram as variáveis preditoras que afectaram a ejaculação precoce masculina. No entanto, houve uma relação positiva estatisticamente significativa entre a história de abuso sexual, a anorgasmia feminina, a secura vaginal e a ejaculação prematura (Figura, 22).

Fig. (22)

<u>Factores de Disfunção Sexual Feminina e Ejaculação Precoce Masculina:</u>

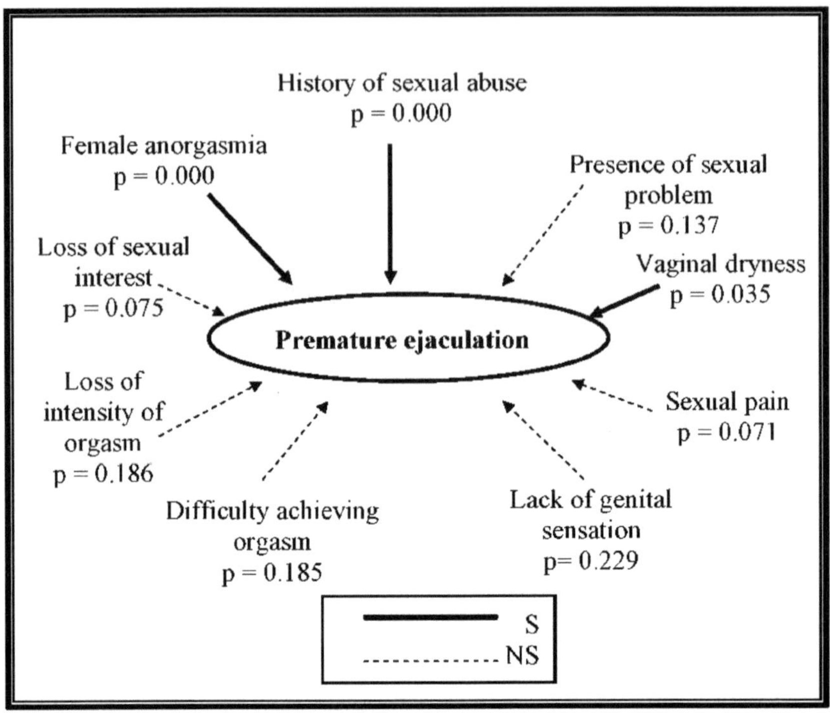

3- Variáveis preditoras femininas do desejo sexual hipoactivo masculino:

Esta parte explora os factores que afectam os homens com desejo sexual hipoactivo, que incluem: factores sociodemográficos femininos, factores de relação conjugal, factores de conhecimento sexual feminino, factores de padrão sexual feminino e factores de disfunção sexual feminina.

Os anos de casamento, a profissão da mulher e o número de filhos foram as variáveis preditoras que afectaram o desejo hipoactivo masculino. No entanto, foi encontrada uma relação negativa estatisticamente significativa entre os anos de casamento e o desejo hipoactivo masculino, enquanto foi encontrada uma relação positiva entre a ocupação da mulher e o número de filhos e o desejo hipoactivo masculino (Figura, 23).

Fig. (23)

Women Socio-demographic Factors and Male Hypoactive Sexual Desire (Factores sócio-demográficos das mulheres e desejo sexual hipoactivo masculino):

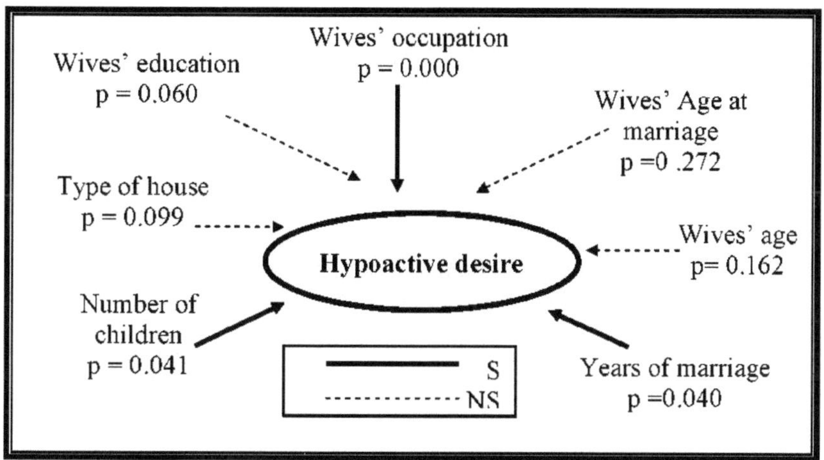

A comunicação geral foi a variável preditora que afectou o desejo hipoactivo masculino. Verificou-se uma relação negativa estatisticamente significativa entre a comunicação geral e o desejo hipoactivo masculino (Figura, 24).

Fig. (24)

Marital Relation Factors and Male Hypoactive Sexual Desire (Factores de relação conjugal e desejo sexual hipoactivo masculino):

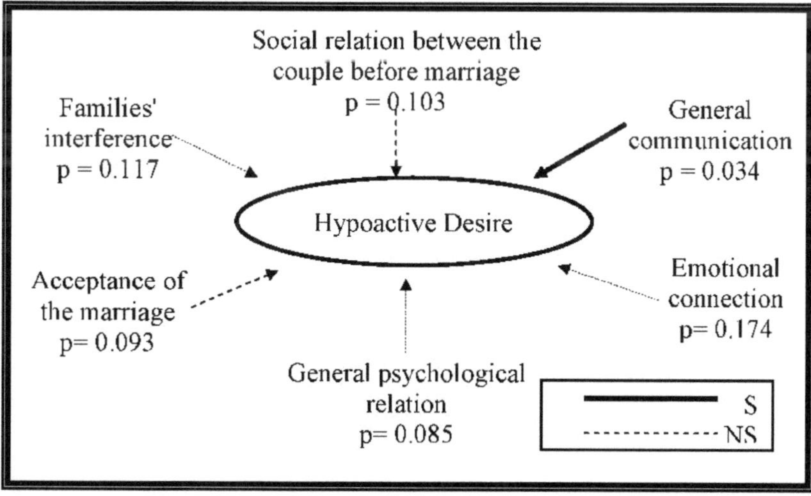

Não houve relações estatisticamente significativas entre o tempo de obtenção desse conhecimento sexual, a adequação do conhecimento sexual, a diferença entre esse conhecimento obtido e a experiência real após o casamento e o desejo hipoactivo (Figura, 25).

Fig. (25)

Women Sexual Knowledge Factors and Male Hypoactive Sexual Desire (Factores de conhecimento sexual das mulheres e desejo sexual hipoactivo masculino):

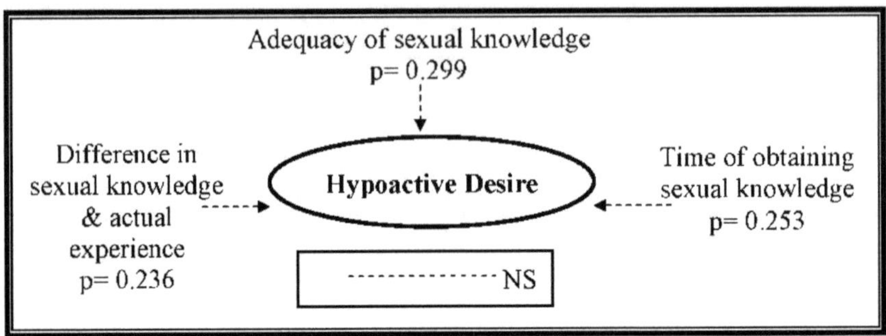

A frequência com que se sente desejo ou interesse sexual e a frequência com que as mulheres iniciam as actividades sexuais foram as variáveis preditoras que afectaram o desejo hipoactivo masculino. Verificou-se uma relação negativa estatisticamente significativa entre a frequência com que se sente desejo ou interesse sexual, a frequência com que as mulheres iniciam as actividades sexuais e a perturbação de desejo hipoactivo nos homens (Figura, 26).

Fig. (26)

Women Sexual Pattern Factors and Male Hypoactive Sexual Desire (Factores do padrão sexual feminino e desejo sexual hipoactivo masculino):

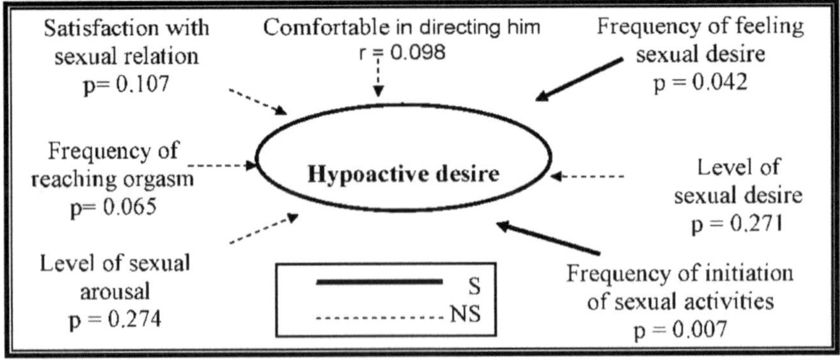

A dificuldade em atingir o orgasmo foi a variável preditora que afectou o desejo hipoactivo masculino. Existe uma relação negativa estatisticamente significativa entre a dificuldade em atingir o orgasmo e o desejo hipoactivo (Figura, 27).

Fig. (27)

Women Sexual Dysfunction Factors and Male Hypoactive Sexual Desire (Factores de disfunção sexual feminina e desejo sexual hipoactivo masculino):

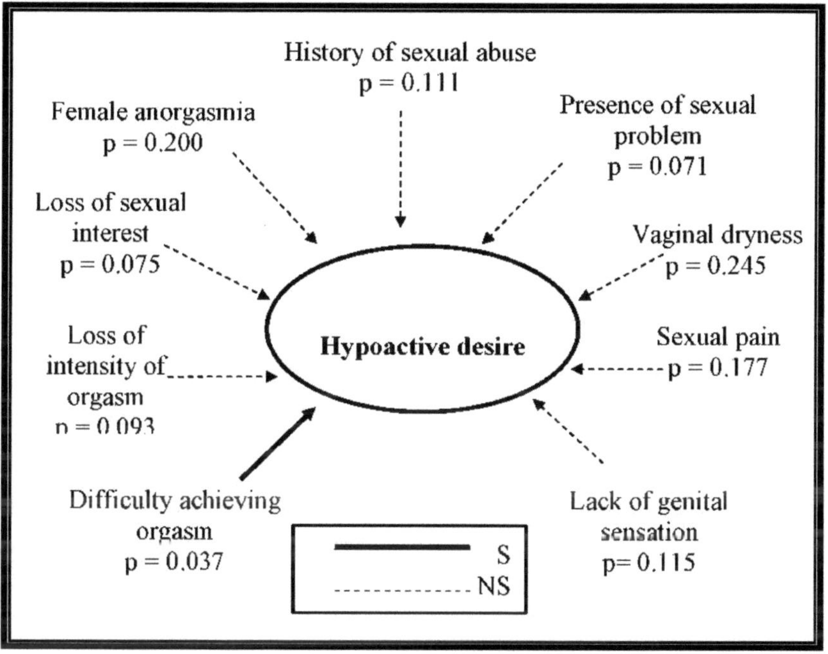

CAPÍTULO V

Discussão

Vários estudos indicam que os conflitos interpessoais são um dos factores psicogénicos que afectam a sexualidade do casal. Os conflitos não resolvidos podem ser a causa ou o resultado de alguns problemas sexuais. Além disso, os investigadores observaram que o problema sexual de um membro do casal pode causar disfunção sexual no outro (Metz & Epstein, 2002; Beckett, 2003; ISSM, 2005).

O objetivo do presente estudo é avaliar o perfil das esposas de homens com disfunção sexual psicogénica, que determina as caraterísticas femininas que levam à disfunção sexual psicológica masculina. Para responder às questões de investigação do estudo, adopta-se o seguinte quadro de referências: primeiro, os factores sociodemográficos femininos, a disfunção sexual feminina e os factores interpessoais do casal que podem afetar a disfunção sexual psicogénica masculina; e segundo, o perfil das esposas de homens com disfunção sexual psicogénica.

Os resultados do presente estudo indicaram que menos de três quintos dos maridos das mulheres foram diagnosticados como tendo DE, enquanto mais de um quarto deles tinha PE. Além disso, um quinto dos maridos sofria de HSDD. Este resultado está de acordo, em certa medida, com Rosen (2000), que indicou que a perturbação hipoactiva do desejo sexual foi registada em cerca de 15% dos homens em estudos de base populacional, enquanto a ejaculação precoce é a queixa sexual mais comum dos homens, com uma taxa de registo de cerca de 30% na maioria dos estudos. Da mesma forma, no que diz respeito à DE, ao determinar a taxa de prevalência da disfunção sexual masculina em 5323 consultas urológicas, num período de 30 meses, Belon et al. (2000) verificaram que 779 deles apresentavam disfunção sexual (14,63%); e 54,3% eram devidos a disfunção sexual erétil.

Neste estudo, as disfunções sexuais masculinas (DSM) incluem três tipos principais: 1) disfunção erétil (DE); 2) ejaculação precoce (EP); e 3) perturbações hipoactivas do desejo sexual (HSDD). Há muitos factores que contribuem para a DMS, incluindo factores relacionados com a mulher e a relação. A análise de regressão múltipla foi utilizada para indicar os factores preditores femininos da MSD. Os factores que afectam a disfunção sexual masculina são discutidos nos seguintes pontos: disfunção sexual feminina, factores sociodemográficos femininos e factores interpessoais entre homens e mulheres

Os resultados do estudo atual indicam que a disfunção sexual feminina é uma variável preditora da disfunção sexual masculina. Inclui perda de interesse sexual, dificuldade em atingir o orgasmo e anorgasmia, historial de abuso sexual, secura vaginal e, finalmente, dor sexual.

Em relação à disfunção sexual feminina (DSF) e ao seu impacto na disfunção sexual masculina, os resultados do presente estudo revelaram que a perda de interesse sexual nas mulheres pode afetar a DE, enquanto a secura vaginal, a anorgasmia feminina e a história de abuso sexual feminino contribuem para a EP. Além disso, a dificuldade em atingir o orgasmo das esposas está a contribuir para a DE e os HSDD. Estes resultados estão de acordo com Speckens et al. (1995), que, no seu estudo de casais em que os parceiros masculinos têm disfunção erétil (DE), verificaram que esta tem impacto nas parceiras femininas e na relação em geral, contribuindo para o problema. A disfunção sexual feminina nos doentes com DE não orgânica tinha geralmente precedido o aparecimento de dificuldades de ereção.

Relativamente à dor sexual feminina, os resultados do estudo revelaram que é um fator preditor de DE. A dor sexual feminina pode ser um fator que contribui para a DE, embora não exista uma correlação aparente entre a dor sexual feminina e a EP. Dogan & Dogan (2008) descobriram, no seu estudo de 32 homens cujas parceiras tinham vaginismo, que 65,6% deles foram diagnosticados com uma ou mais disfunções sexuais como; 50% ejaculação precoce, e 28% deles tinham DE.

Globalmente, os resultados deste estudo revelaram que a DSF em geral pode afetar a disfunção sexual masculina numa ou em mais do que uma fase (ereção, ejaculação e desejo). Isto está de acordo com a International Society for Sexual Medicine, ISSM (2005), que, num estudo de avaliação da relação entre a disfunção erétil masculina e a função sexual feminina, observou que as alterações fisiológicas na função sexual de um membro do casal estavam significativamente ligadas às alterações fisiológicas na função sexual do outro membro do casal.

Em conclusão, os resultados do presente estudo revelaram que os factores da DSF podem afetar a MSD, incluindo os seguintes: perda de interesse sexual, dificuldade em atingir o orgasmo e anorgasmia, história de abuso sexual, secura vaginal e dor sexual.

Além disso, os factores sócio-demográficos do casal têm sido implicados como factores que contribuem para a disfunção sexual masculina. Estes factores incluem a duração do casamento, o número de filhos, o tipo de habitação em relação ao número de quartos e a profissão da mulher.

Os resultados do presente estudo revelaram que a duração do casamento é uma variável preditora da DMS. Estes resultados indicam que, embora a incidência de DE e EP diminua nos casais recém-casados, a de HSDD aumenta entre eles e vice-versa. Estes resultados são corroborados por Ter-Petrosyan (2007), que salientou que a habituação à relação que se desenvolve a partir de uma longa duração do casamento sem inovação no padrão sexual pode resultar na redução ao mínimo dos níveis de energia sexual de um e, por vezes, de ambos os parceiros, o que pode causar DMS.

Da mesma forma, os resultados do estudo estão de acordo com Guay et al. (2003), que enfatizaram a avaliação da duração da relação entre os casais quando avaliam homens com disfunção sexual; pois pensavam que as relações mais recentes poderiam ter problemas de ajustamento. Pelo contrário, Giovanni et al. (2006) verificaram que as relações de casal longas estão associadas à DE, à ejaculação retardada, ao desejo sexual hipoactivo e à diminuição da frequência das relações sexuais. Além disso, Yi-Ming et al. (2004), no seu estudo de 167 pacientes com ejaculação precoce, para avaliar as propriedades psicométricas do Índice Chinês de Ejaculação Precoce (CIPE), revelaram que não foram detectadas diferenças significativas entre a duração do casamento de pacientes com e sem EP e controlos normais.

Relativamente ao número de filhos e ao tipo de habitação (em relação ao número de quartos), os resultados do presente estudo revelaram que se trata de uma variável preditora de DME, que inclui, como já foi referido, os ED, PE e HSDD. Relativamente ao número de filhos, um terço das mulheres incluídas não tinha filhos. Este facto está relacionado com a infertilidade ou com um novo casamento, enquanto o resto da amostra tinha entre um e quatro filhos. Os resultados também revelaram que o número de filhos é uma variável que contribui para os DME, uma vez que a ocorrência de DE e EP aumentou nos casais que não tinham filhos, enquanto os DHS aumentaram com a presença de filhos. A este respeito, Teal (2008) concordou com este resultado em relação à DE e à EP, pois afirmou que uma das causas sociais da disfunção sexual é a necessidade de se reproduzir para manter a espécie. "Espera-se que as pessoas tenham relações sexuais para que possam nascer bebés". Por outro lado, estudos dispersos revelaram que os factores que podem ter contribuído para a perturbação hipoactiva do desejo sexual masculino são a falta de tempo disponível e o estilo de vida agitado, que é comum nos casais que não têm tempo suficiente para estarem sozinhos (Seibert, 2001; Stephensen, 2003; Lentz, 2007; & Van-Voorhees, 2007). O grande número de filhos pode ser um fator de sobrecarga dos casais e do estilo de vida agitado, o que é congruente com os resultados deste estudo.

Ao mesmo tempo, o medo de interrupções durante o ato sexual e a falta de privacidade é uma das teorias sobre a causa da ejaculação precoce, tal como mencionado por Ashton et al. (2006), & Setzler (2009). A falta de privacidade pode resultar de um grande número de filhos e da falta de quartos suficientes ou de um quarto privado para o casal, uma vez que há um filho ou mais a partilhar o mesmo quarto. Neste estudo, o tipo de habitação (em relação ao número de quartos) é uma variável preditora da ED. Dois quintos da amostra deste estudo viviam em pequenos apartamentos com um quarto ou em casas de família das mulheres ou dos maridos com um quarto para eles e para os filhos, se os houver. Embora os resultados revelem que o tipo de habitação em relação ao número de quartos afecta a DE, também revelam que não foi encontrada uma associação clara entre o tipo de habitação e a EP ou os DHS. Além disso, embora nenhum estudo tenha provado a existência ou não de uma relação entre o tipo de habitação e o número de quartos e a DE, muitos autores consideram que a falta de privacidade e o medo de interrupções são factores que contribuem para a ejaculação precoce e para os HSDD masculinos (Seibert, 2001; Stephensen, 2003; Lentz, 2007; & Van-Voorhees, 2007).

Os resultados deste estudo revelaram que a ocupação das esposas é uma variável preditora da DE e dos DHS. Menos de três quintos das esposas eram donas de casa que não trabalhavam. A ocupação das esposas pode ser um fator que contribui negativamente para a DE e positivamente para os DHS, enquanto não há relação entre a ocupação das esposas e a EP. Do mesmo modo, a falta de tempo disponível e o estilo de vida agitado estão a afetar a libido sexual, tanto nos homens como nas mulheres, sendo uma causa menos comum de HSDD nos homens, tal como referido por Stephensen

(2003). Além disso, isto está de acordo com os resultados de Giovanni et al. (2006), na sua avaliação dos factores relacionais em doentes do sexo masculino que recorrem a consultas por disfunção sexual. Observaram que há um aumento do fator relacional correlacionado com o aumento dos casos extraconjugais nos casais casados. Os casos extraconjugais podem ser devidos ao trabalho em si ou à natureza do trabalho e à sobrecarga das exigências do trabalho. Apesar disso, Giovanni et al. não explicaram se o trabalho, enquanto caso extraconjugal, de um dos parceiros tinha impacto no outro.

Em conclusão, os resultados do presente estudo indicam que os factores sociodemográficos que contribuem para a MSD são a duração do casamento, o número de filhos, o tipo de habitação em relação ao número de quartos e a profissão da esposa.

Os factores interpessoais desempenham um papel crucial na ocorrência de MSD. Os factores interpessoais implicam a relação conjugal, que inclui: comunicação geral entre os casais, relação psicológica e ligação emocional.

A relação conjugal foi considerada uma variável preditora da DMS. Considerando a comunicação geral entre os casais, os resultados deste estudo revelaram que se trata de um dos factores que afectam os HSDD, além disso, a ligação emocional é um fator que contribui para a EP. Por último, a relação psicológica geral tem um impacto na DE. A este respeito, Lau et al. (2006), no seu estudo realizado com 298 casais selecionados aleatoriamente na China rural para avaliar a coocorrência de disfunção sexual em jovens casais, verificaram que a comunicação entre os cônjuges, especialmente no que se refere a problemas sexuais, estava associada à coocorrência de DS nos jovens casais. No estudo de Lau et al., os problemas sexuais registados nos homens foram a incapacidade de atingir o orgasmo, o facto de o sexo não ser agradável e a falta de interesse pelo sexo, mas não a EP e a DE. Esta conclusão está de acordo com a do presente estudo, tal como referido anteriormente. Curiosamente, Guay et al. (2003) enfatizaram, na sua diretriz médica para a prática clínica na avaliação e tratamento da disfunção sexual masculina, que o aconselhamento conjugal de casais antes do aconselhamento sexual para homens com DE é essencial para melhorar a comunicação geral e sexual entre os casais. Esclareceram que uma comunicação inadequada entre os casais, que pode ser atribuída a constrangimentos, pode afetar negativamente o processo de tratamento e agravar a disfunção sexual.

Num estudo semelhante, Bancroft et al. (2003) revelaram que a falta de bem-estar emocional e os sentimentos emocionais negativos durante a relação sexual com a parceira eram determinantes mais importantes do sofrimento sexual do que a perturbação dos aspectos fisiológicos da resposta sexual feminina. Bancroft et al. acrescentaram que as investigações com indivíduos do sexo masculino tiveram a mesma conclusão que o seu estudo. A partir dos dados disponíveis, concluiu-se que as disfunções sexuais eram muito menos importantes do que os aspectos emocionais da relação na determinação da satisfação sexual dos casais de homens e mulheres. Num estudo pioneiro, Frank, Anderson e Rubinstein (1978) investigaram a presença de disfunções sexuais em 100 casais felizes, predominantemente bem educados. Descobriram que os problemas de "desempenho" e do que designaram por dificuldades sexuais estavam relacionados com o tom emocional das relações sexuais (Frank et al., 1978 in McConaghy, 2004). A AUA (2006) afirma que a dinâmica interpessoal pode contribuir para a disfunção sexual. A EP pode ser causada por uma falta de comunicação entre os parceiros, sentimentos feridos ou conflitos não resolvidos que interferem com a capacidade de alcançar a intimidade emocional.

Os problemas de comunicação, a falta de afeto, as lutas pelo poder e os conflitos são factores comuns do TDSH. Além disso, uma das boas formas de prevenir o TDSH é reservar tempo para a intimidade não sexual. Os casais que reservam tempo todas as semanas para falarem a sós, sem filhos, mantêm uma relação mais próxima e têm mais probabilidades de sentir interesse sexual (Lentz, 2007; & Van-Voorhees, 2007).

Os resultados do presente estudo revelaram que a interferência da família da mulher ou do marido nos seus assuntos conjugais é um fator que afecta a DE. Esta conclusão foi semelhante à de Zorgooshi (2008), que, ao avaliar os factores que contribuem para a disfunção sexual masculina no casamento não consumado (CMU) como um resultado a longo prazo, descobriu que 57,6% dos casos com CMU se deviam à pressão social para ter relações sexuais rápidas, enquanto os familiares esperavam atrás da porta para celebrar o primeiro coito, o que pode aumentar a ansiedade masculina e levar à impotência na primeira noite ou à DE temporária.

Além disso, Caskurlu, Tasci, Resim, Sahinkanat & Ergenekon (2004), no seu estudo para determinar os factores fisiopatológicos que causam a disfunção erétil (DE), bem como os factores de risco em diferentes grupos etários na Turquia, descobriram que as crenças culturais e sociais dos doentes tinham uma grande influência na etiologia da DE. Muitos jovens do sexo masculino casam sem qualquer experiência sexual anterior e têm a sua primeira relação sexual após o casamento enquanto os pais esperam à porta e dão ênfase à verificação da virgindade da noiva através de lençóis ensanguentados. A grande pressão psicológica exercida sobre os jovens casais conduz normalmente à ansiedade de desempenho. O rácio mais elevado de DE psicogénica no grupo mais jovem no estudo de Caskurlu et al. pode ter tido alguns riscos neste período vulnerável que resultaram em disfunção sexual. No presente estudo, estão presentes as mesmas circunstâncias culturais e sociais, especialmente as tradições da celebração da virgindade no primeiro dia, especificamente nas zonas rurais do Egito. A interferência dos pais nos assuntos sexuais pode levar à ansiedade de desempenho, que é a causa mais comum de disfunção sexual, especialmente DE.

Considerando a sexualidade feminina, os resultados do presente estudo revelaram que a adequação dos conhecimentos sexuais e os padrões sexuais femininos, que incluem: a frequência com que sentem desejo sexual, a frequência com que as esposas iniciam as actividades sexuais, o nível de desejo sexual, a frequência com que atingem o orgasmo e o conforto em orientar o marido para as formas que as satisfazem sexualmente, são factores que contribuem para a DMS.

Os resultados do presente estudo revelaram que a adequação dos conhecimentos sexuais é uma variável preditora da DE. No seu estudo com 298 casais selecionados aleatoriamente na China rural, Lau et al. (2006) verificaram que a coocorrência de DS foi relatada em 37,5% dos maridos de mulheres com DS e um dos factores associados à perceção da DS foi a adequação dos conhecimentos sexuais. Assim, a falta de conhecimentos sexuais pode ser um fator que contribui para a disfunção sexual feminina e, subsequentemente, a disfunção sexual em mulheres com conhecimentos sexuais inadequados pode levar à disfunção sexual masculina.

As conclusões do presente estudo podem ser atribuídas à cultura egípcia, especialmente nas zonas rurais, que considera os conhecimentos sexuais socialmente proibidos antes do casamento como assuntos privados e, do ponto de vista cultural, é uma vergonha para a mulher falar sobre este assunto com alguém. Assim, o conhecimento sexual pode ser transmitido à mulher imediatamente antes da sua noite de núpcias pela mãe ou por qualquer familiar casado e fechado, e este conhecimento baseia-se geralmente na experiência pessoal. A este respeito, Kotb (2004) afirmou no seu estudo "sexuality in Islam" (sexualidade no Islão) que existe uma firme convicção de que os factos sobre sexo devem ser ensinados às crianças de uma forma adequada à idade, tanto pela família como pela escola. Kotb concluiu que é melhor dar o ensino correto do que deixá-lo ao acaso e a fontes incorrectas e ao concomitante sentimento de culpa. Deste ponto de vista, a sessão de educação sexual científica deve ser uma parte essencial do exame pré-matrimonial a efetuar aos casais que pretendem casar em breve.

Os resultados deste estudo reflectem que o nível de desejo sexual das mulheres, a frequência com que atingem o orgasmo e o conforto em orientar os maridos para as formas que as satisfazem sexualmente são factores que contribuem para a DE. Além disso, a frequência com que sentem desejo sexual e a frequência com que as esposas iniciam as actividades sexuais têm impacto nos homens com HSDD. Não existe uma correlação clara entre a DE e o padrão sexual feminino. Este resultado contradiz Setzler (2009), que afirma que muitos homens ganham mais controlo e autoconfiança ao verem as suas parceiras atingirem o orgasmo primeiro, o que ajuda a ultrapassar a EP. Este resultado contraditório pode dever-se ao facto de, no Egito, o ato sexual ser uma responsabilidade do homem e uma forma de satisfação do homem, independentemente da satisfação sexual da mulher.

Essencialmente, os resultados deste estudo revelaram que os factores femininos que contribuem para a disfunção sexual psicogénica masculina são os sociodemográficos, os interpessoais, a adequação dos conhecimentos sexuais, o padrão sexual feminino, a disfunção sexual feminina e a perturbação da dor sexual feminina.

O perfil das esposas de homens com disfunção sexual psicogénica é constituído pelas caraterísticas sociodemográficas, obstétricas e ginecológicas, conhecimentos sexuais, sexualidade feminina e, finalmente, caraterísticas interpessoais e de relacionamento do casal. Estes factores, discutidos anteriormente, constituem a maior parte do perfil. Além disso, as caraterísticas obstétricas e ginecológicas serão incluídas no perfil.

No que respeita às caraterísticas sociodemográficas das mulheres, os resultados do presente estudo indicam que os factores sociodemográficos incluem: idade, idade do casamento, duração do casamento, residência, educação e profissão.

Relativamente à idade das mulheres, todas as esposas eram jovens e mais novas do que os maridos, não havendo disparidade de idades entre elas e os maridos. Num estudo semelhante, Guay et al. (2003) afirmaram que as causas psicológicas da DMS são comuns nos homens mais jovens do que nos idosos. Observaram que a disparidade de idades entre os casais tem um papel importante nos problemas sexuais masculinos. Esta afirmação é também corroborada pelas conclusões de Giovanni et al. (2006), que concluíram que a DE, a ejaculação retardada, a HSDD e a diminuição da frequência das relações sexuais estão associadas à idade avançada da parceira. Incongruente com os resultados anteriores, outros estudos sobre homens com EP sugeriram que os homens jovens que estão com mulheres mais velhas têm a intenção de ejacular mais cedo do que aqueles casados com mulheres mais jovens (Psychology Network, 2009). No resultado atual, não houve disparidade de idades entre os casais, o que pode dever-se a três causas: Em primeiro lugar, todos os maridos tinham idade adulta; em segundo lugar, no Egito e nos países árabes, quase todos os homens preferem casar com mulheres mais jovens do que eles; por último, o tamanho da amostra era limitado para examinar esta disparidade de idades.

Relativamente à idade das esposas no casamento e à duração do casamento, os resultados do presente estudo revelaram que a maioria das esposas se casou numa idade jovem, desde a adolescência média (menos de um quarto das esposas tinha menos de 20 anos) até ao início da idade adulta, com uma amplitude de 16-36 anos e uma idade média de 22,96±4,07 anos; enquanto mais de metade dos casais esteve casada durante menos de cinco anos. Este resultado pode dever-se ao facto de o casamento precoce continuar a ocorrer no Egito, apesar dos esforços envidados pelo Ministério da Saúde para diminuir o número de casamentos antes dos dezoito anos para as mulheres. Ter-Petrosyan (2007) salientou o efeito adverso da longa duração da relação sem qualquer inovação no comportamento sexual do casal. Além disso, Giovanni et al. (2006) encontraram uma associação entre a DMS e a longa duração da relação conjugal. Contrariamente, Guay et al. (2003) consideraram que uma relação mais recente pode ter problemas de ajustamento que podem estar na origem de problemas sexuais.

Relativamente ao nível de instrução das esposas, os resultados deste estudo revelaram que cerca de um décimo das esposas não sabe ler nem escrever, enquanto cerca de um quinto delas tinha um nível de instrução elevado. Ao mesmo tempo, mais de metade das mulheres eram donas de casa. A maioria das esposas trabalhadoras era empregada em organismos governamentais que não necessitavam de se esforçar.

A maioria dos casais deste estudo vivia em zonas urbanas em redor da cidade do Cairo, enquanto menos de um décimo vivia em zonas rurais. Isto pode estar relacionado com o estilo de vida apressado e a natureza stressante das zonas urbanas, especialmente da cidade do Cairo, que podem ter um papel vital na afetividade prejudicial à sexualidade dos casais. Esta constatação está de acordo com Caldwell (2009), que observou, num inquérito efectuado à população rural, que a incidência e a prevalência de MSD são muito baixas nas zonas rurais do que nas zonas urbanas.

Os resultados do presente estudo indicaram que as caraterísticas obstétricas e ginecológicas estavam implicadas: Modo de parto, número de filhos, mutilação genital feminina (MGF) e utilização de métodos contraceptivos. Os resultados do presente estudo revelaram que quase todas as mulheres que tinham filhos tinham tido um parto vaginal nas suas gravidezes anteriores. Além disso, dois terços dos casais tinham filhos de um a quatro anos, enquanto o terço restante era infértil ou recém-casado.

Muitos investigadores encontraram uma associação entre o grande número de filhos que os casais tiveram e a DMS (Lentz, 2007; Van-Voorhees, 2007; Setzler, 2009). Surpreendentemente, nenhum dos investigadores disponíveis examinou o modo de parto e a sua associação com a DMS. No entanto, Gungor, Baser, Ceyhan, Karasahin e Acikel (2007) concluíram no seu estudo que não existe qualquer relação entre a DSF e o modo de parto. No entanto, este resultado contradiz Hareyan (2009), que concluiu que as mulheres saudáveis com gravidezes normais que deram à luz por via vaginal estão associadas à taxa mais elevada de disfunções sexuais, em comparação com as mulheres que deram à luz por cesariana planeada, que registaram a taxa mais baixa de disfunções sexuais. Anteriormente, os resultados do estudo atual mostraram correlações aparentes de MSD com FSD.

Considerando a mutilação genital feminina (MGF), os resultados deste estudo indicaram que a maioria das esposas sofreu cortes genitais no período da infância. Achados semelhantes foram detectados por Dandash, Refaat e Eyada (2001), que descobriram no seu estudo sobre a prevalência da MGF, no Egito, que 97,2% das raparigas nas áreas rurais eram circuncidadas, em comparação com 81,9% das raparigas nas áreas urbanas. Neste contexto, Almroth et al. (2001) observaram, no seu estudo sobre homens casados com mulheres com MGF, que estes tinham alguns problemas psicológicos e dificuldades de penetração.

Ao investigar a utilização de métodos contraceptivos, este estudo revelou que dois terços das mulheres utilizavam diferentes tipos de métodos contraceptivos. Um estudo europeu muito recente concluiu que as mulheres que utilizam contraceptivos hormonais, como as pílulas anticoncepcionais, são mais susceptíveis de sofrer disfunções sexuais, como a redução do desejo e da excitação, do que as mulheres que utilizam contraceptivos não hormonais e as mulheres que não utilizam contraceptivos (Woznicki, 2010). No presente estudo, apenas um quinto das mulheres usava pílulas contraceptivas hormonais e não houve relação entre o uso dessas pílulas contraceptivas e a DMS.

Surpreendentemente, os resultados do presente estudo revelaram que mais de metade das mulheres tinham conhecimentos sexuais antes do casamento e que estes eram satisfatórios e adequados para a sua relação sexual com os maridos. Esta foi uma descoberta inesperada, porque é sabido que a educação sexual no Egito e nos países árabes é proibida antes do casamento. Além disso, pensava-se que os conhecimentos transmitidos à rapariga antes do casamento poderiam ser inadequados e inexactos. Incongruente, Lau, et al. (2006) sugeriram que o conhecimento sexual é uma variável preditora da disfunção sexual tanto em homens como em mulheres.

Os resultados do presente estudo indicaram que mais de metade da amostra se queixava de ter diferentes tipos de problemas sexuais e que menos de metade apresentava uma redução do seu desejo sexual desde o início do casamento até à data. Vários estudos provaram que a DSF está associada à DMS. A DSF pode ser um fator contribuinte ou um fator exacerbante da disfunção sexual masculina, tal como identificado por muitos estudos dispersos (Speckens, et al., 1995; ISSM, 2005; Dogan & Dogan, 2008)

A intimidade entre os casais e a comunicação sexual geral tiveram um grande impacto na saúde sexual de ambos. Muitos investigadores enfatizaram a importância de uma comunicação e emoção adequadas para manter uma vida sexual saudável para ambos os membros do casal (Beckett, 2003; Anawalt, 2007; Gelfand, 2008; King, 2008; AAFP, 2009; & Benuto & Zupanick, 2009). Os resultados do presente estudo revelaram que mais de três quartos das mulheres eram emocionalmente íntimas dos seus maridos, enquanto menos de metade delas se queixava de comunicação inadequada em questões sexuais ou de discussão das necessidades sexuais. Além disso, mais de metade delas referiu que a sua felicidade conjugal tinha sido afetada pelo problema sexual dos maridos.

Em conclusão, os resultados do presente estudo revelaram as seguintes caraterísticas das mulheres de homens com disfunção sexual psicogénica: Todas as esposas eram jovens, com média de 28,73±5,74 anos. A maioria das mulheres casou-se numa idade jovem, desde a adolescência média até ao início da idade adulta, com um intervalo de 16-36 anos e uma idade média de 22,96±4,07. Todas as mulheres eram mais jovens do que os seus maridos, com uma média de 5,37±2,67 anos, sem disparidade de idade entre elas e os seus maridos. A duração do casamento variou de um mês a 20 anos e um terço das mulheres não tinha filhos, enquanto as restantes tinham de 1 a 4 filhos. A maioria dos casais vive em zonas urbanas; mais de um décimo das mulheres não sabe ler nem escrever, enquanto um quinto delas tem um nível de instrução elevado. Relativamente à profissão das esposas, mais de metade das mulheres eram donas de casa. A maior parte delas tinha sido submetida a MGF, quase todas tinham tido parto vaginal anteriormente, dois terços delas usavam diferentes tipos de métodos contraceptivos e mais de um quinto das mulheres tinha infeção do trato genital. Mais de metade da amostra obteve conhecimentos sexuais antes do casamento e estava satisfeita com esses conhecimentos. Mais de metade da amostra queixou-se de diferentes tipos de problemas sexuais e menos de metade teve uma redução do seu desejo sexual desde o início do casamento até à data. A maioria das mulheres era emocionalmente íntima dos seus maridos, enquanto um pouco mais de dois quintos delas se queixavam de comunicação inadequada em questões sexuais ou de discussão das necessidades sexuais. Além disso, mais de metade delas referiu que a sua felicidade conjugal tinha sido afetada pelos problemas sexuais dos maridos.

CAPÍTULO VI

Conclusão, recomendações e resumo

Conclusão

Com base nos resultados do presente estudo, pode concluir-se que os factores femininos desempenham um papel fundamental no aparecimento, exacerbação e manutenção da disfunção sexual masculina. Uma maior consciencialização das mulheres sobre os conhecimentos sexuais, o impacto da proximidade emocional entre os casais e a consideração da disfunção sexual feminina que pode contribuir para a disfunção sexual psicogénica masculina, podem ajudar a diminuir a incidência da disfunção sexual e ajudar no tratamento desses homens.

Os resultados do presente estudo revelaram o seguinte perfil das esposas de homens com disfunção sexual psicogénica: Todas as esposas eram jovens, com média de 28,73±5,74 anos. A maioria das mulheres casou-se numa idade jovem, desde a adolescência média até ao início da idade adulta, com um intervalo de 16-36 anos e uma idade média de 22,96±4,07. Todas as mulheres eram mais jovens do que os seus maridos, com uma média de 5,37±2,67 anos, sem disparidade de idade entre elas e os seus maridos. A duração do casamento variou de um mês a 20 anos e um terço das mulheres não tinha filhos, enquanto as restantes tinham de 1 a 4 filhos. A maioria dos casais vive em zonas urbanas; mais de um décimo das mulheres não sabe ler nem escrever, ao passo que um quinto delas tem um nível de instrução elevado. Relativamente à profissão das esposas, mais de metade das mulheres eram donas de casa. A maior parte delas tinha sido submetida a MGF, quase todas tinham tido parto vaginal anteriormente, dois terços delas usavam diferentes tipos de métodos contraceptivos e mais de um quinto das mulheres tinha infeção do trato genital. Mais de metade da amostra obteve conhecimentos sexuais antes do casamento e estava satisfeita com esses conhecimentos. Mais de metade da amostra queixou-se de diferentes tipos de problemas sexuais e menos de metade teve uma redução do seu desejo sexual desde o início do casamento até à data. A maioria das mulheres era emocionalmente íntima dos maridos, mas pouco mais de dois quintos delas queixavam-se de comunicação inadequada em matéria sexual ou de discussão das necessidades sexuais. Além disso, mais de metade delas referiu que a sua felicidade conjugal tinha sido afetada pelos problemas sexuais dos maridos.

Recomendações

Com base nos resultados do presente estudo, recomenda-se o seguinte:

- A educação sexual antes do casamento para ambos os casais é muito importante.
- Deve haver uma conselheira sexual feminina nos centros de saúde materno-infantil, nos ambulatórios dos hospitais públicos de ginecologia, bem como nas unidades de andrologia e saúde sexual e nas clínicas.
- É essencial envolver as mulheres e os seus maridos em todas as etapas do regime de tratamento.
- No Egito, devem ser realizados mais estudos sobre a relação entre homens e mulheres e a saúde sexual dos casais.

Resumo

O objetivo do estudo foi avaliar o papel feminino na disfunção sexual masculina entre casais casados, através da avaliação do impacto da relação interpessoal homem-mulher na disfunção sexual psicológica masculina e do impacto da disfunção sexual feminina na disfunção sexual masculina. O estudo adoptou um desenho prospetivo e descritivo. O seu principal objetivo foi explorar o perfil sexual das esposas de homens com disfunção sexual psicológica.

Os dados foram recolhidos na Clínica de Andrologia e Saúde Sexual do Hospital Universitário El Manial, no Cairo, Egito. Foi recrutado um total de 60 esposas de homens (diagnosticados com disfunção sexual psicogénica), que afirmaram ter um papel feminino na sua queixa sexual. Foram incluídas no estudo as esposas que cumpriam os seguintes critérios: aceitação total de participar no estudo, capacidade de falar e compreender o significado do problema e ausência de quaisquer perturbações mentais ou físicas.

O principal instrumento utilizado neste estudo foi um questionário semi-estruturado, concebido pelo investigador para recolher dados. É composto por duas partes:

A) Questionário de avaliação geral das mulheres.

B) Questionário de avaliação da sexualidade da mulher.

Os principais resultados deste estudo são resumidos a seguir:

- Todas as esposas eram jovens, com uma média de 28,73±5,74 anos. A maioria das mulheres casou-se numa idade jovem, desde a adolescência média até ao início da idade adulta, com um intervalo de 16-36 anos e uma idade média de 22,96±4,07. Todas as mulheres eram mais jovens do que os maridos, com uma média de 5,37±2,67 anos, não havendo disparidade de idades entre elas e os maridos. A duração do casamento variou entre um mês e 20 anos, um terço das mulheres não tinha filhos, enquanto as restantes tinham entre 1 e 4 filhos, a maioria da amostra vive em zonas urbanas, mais de um décimo das mulheres não sabe ler nem escrever, enquanto um quinto tinha um nível de instrução elevado. No que respeita à profissão das esposas, mais de metade das mulheres eram donas de casa.

- A maior parte delas tinha sido submetida a MGF, quase todas as mulheres que tiveram filhos tiveram partos vaginais nas suas gravidezes anteriores, dois terços delas utilizavam diferentes tipos de métodos contraceptivos e dois quintos das mulheres tinham infecções do trato genital.

- Mais de metade da amostra obteve conhecimentos sexuais antes do casamento e está satisfeita com esses conhecimentos. Mais de metade da amostra queixou-se de ter diferentes tipos de problemas sexuais, e menos de metade teve uma redução do seu desejo sexual desde o início do casamento até à data.

- Mais de três quartos das mulheres eram emocionalmente íntimas dos seus maridos, enquanto mais de um quarto delas se queixava de uma comunicação inadequada em matéria sexual ou de discussão das necessidades sexuais. Além disso, mais de metade delas referiu que a sua felicidade conjugal tinha sido afetada pelos problemas sexuais dos maridos.

- Os resultados indicaram uma relação entre a DE e os anos de casamento, o tipo de habitação, o número de filhos, a interferência da família do casal nos seus problemas conjugais, a relação psicológica, a adequação dos conhecimentos sexuais da mulher, o nível de desejo da mulher, o orgasmo da mulher, a perda de interesse sexual da mulher e a dificuldade em atingir o orgasmo.

- Os resultados mostraram relações entre a EP e os anos de casamento, o número de filhos, a educação da mulher, a proximidade emocional, a secura vaginal e a anorgasmia da mulher.

- Os resultados indicaram relações entre os HSDD e os anos de casamento, o número de filhos, a ocupação das esposas, a comunicação geral, a frequência com que sentem desejo sexual, a frequência com que iniciam a atividade sexual e a dificuldade em atingir o orgasmo.

Universidade do Cairo

Faculdade de Enfermagem

Serviço de Enfermagem de Saúde Materna e Neonatal

Avaliação do papel feminino na disfunção sexual masculina entre casais casados: Um Curso de Ação Sugerido

Questionário de entrevista para mulheres

Apêndice (A)

Questionário de avaliação geral para mulheres

Dados demográficos: -

A- Dados da mulher:

Idade:

Idade do casamento:

Nível de educação:

1- Não sabe ler e escrever

2- Ler e escrever

3- Ensino preparatório

4- Escola secundária

5- Ensino universitário

Profissão:

1- Dona de casa

2- Funcionário público

3- Trabalhador técnico

Residência:

1- Urbano

2- Rural

Hábitos:

1- Fumar

2- Alcoólico

3- Consumo de drogas

4- Cannabis

5- Nada

B- Dados do marido:

Idade do marido:

Nível de educação:

1- Não sabe ler e escrever

2- Ler e escrever

3- Ensino preparatório

4- Escola secundária

5- Ensino universitário

Profissão:

1- Trabalho profissional

2- Trabalhos manuais e técnicos

Residência:

1- Urbano

2- Rural

Hábitos:

1- Fumar

2- Alcoólico

3- Consumo de drogas

4- Cannabis

5- Nada

Queixa do marido:

1- Desejo hipoactivo

2- ED

3- Ejaculação precoce

4- Anorgasmia

5- Desejo hipoactivo

6- Falta de sensibilidade durante a atividade sexual

C- Perfil Obstétrico e Ginecológico:

Mutilação genital (circuncisão):

1- Sim

2- Não

Menstruação:

1- Regular

2- Irregular

3- Ausência de menstruação (menopausa)

Modo de entrega anterior:

1- Parto vaginal

2- Cesariana

Antecedentes de cirurgia pélvica:

1- Sim

2- Não

Em caso afirmativo, qual foi o tipo de cirurgia?

1- Histerectomia

2- Reparação de prolapsos

3- Remoção de neoplasias

4- Laparoscopia

5- CS

6- Cauterização do colo do útero

7- Dilatação e curetagem

Utilização de um método contracetivo:

1- Sim

2- Não

Em caso afirmativo, qual é o método utilizado?

1- Comprimidos

2- DIU

3- Injeção

4- Norplant

História de complicações durante o parto:

1- Sim

2- Não

Em caso afirmativo, qual foi o tipo de complicação?

1- Infeção

2- Hemorragia

3- Crises eclâmpticas

4- Trabalho de parto prolongado

5- Trabalho de parto obstruído

História atual de infeção do trato genital:

1- Sim

2- Não

Em caso afirmativo, de que tipo?

1- Vulvite

2- Vaginite

3- Cervicite

4- Salpengite

5- Oophritis

D- Dados conjugais:

Anos de casamento:

Tipo de habitação:

1- Viver numa casa pequena

2- Viver numa casa grande

3- Viver com a família do marido ou da mulher na mesma casa

Existe interferência da família na vida do casal:

1- Sim

2- Não

Número de casamentos para além desta mulher:

Número de filhos:

Se não houver filhos, a causa está relacionada com:

1- Mulher

2- Marido

3- Desconhecido

4- Não procuraram aconselhamento médico

Qual era a relação entre si e o seu parceiro antes do casamento?

1- Vizinhos

2- Relativo

3- Colega de trabalho

4- Amigo de um familiar

5- Sem parentesco (casamento comum egípcio)

Existe uma aceitação deste casamento:

1- Sim

2- Não, a minha família obrigou-me

Apêndice (B)

Questionário de avaliação da sexualidade das mulheres

A- Conhecimentos sexuais

Quando é que obteve este conhecimento pela primeira vez?

1- Antes do casamento3- Não tive qualquer tipo de contacto sexual

2- Depois do conhecimento do casamento

Quais são as fontes deste conhecimento?

1- Membro da família6- Nenhum conhecimento

2- Amigos7- Vizinhos

3- Professor8- Casamento anterior

4- Livros e revistas 9- O marido depois do casamento

5- Net e meios de comunicação social

Considera que os conhecimentos que lhe foram transmitidos são adequados?

1- Sim3- Não sei

2- Não

Sente que o que ouve sobre sexo antes do casamento é diferente da experiência real?

1- Concordo3- Não sei especificar

2- Não concordo

8- Histórico médico e condição:

Qualquer doença psiquiátrica

1- Sim2- Não

Em caso afirmativo, quais são as suas queixas?

1- Depressão3- Outros

2- Perturbação de ansiedade

Sofre de alguma doença?

1- Sim2- Não

Em caso afirmativo, quais são as suas queixas?

1- Diabetes4- Doença neurológica

2- Hipertensão5- Lesão da espinal medula

3- Antecedentes de ferimento por arma branca 6- Outros

C- Queixas sexuais femininas:

Historial de abuso sexual:

1- Sim3- Não sei

2- Não

Teve algum problema sexual?

1- Sim2- Não

Em caso afirmativo, quais são os seus problemas?

2- Secura vaginal4- Falta de interesse sexual

3- Falta de sensação genital5- Perda de intensidade de

(formigueiro/ vertigem) comorgasmo (sensação de orgasmo)

excitação sexualalmuffled)

3-Dificuldade em atingir o objectivo6- Falta de orgasmo

orgasmo

Sente dores nos genitais com ou sem contacto sexual?

1- Sim2- Não

Se existe dor, qual é o grau de dor?

2- Doloroso3- Terrível

3- Muito doloroso

Acha que a sua dor genital afectou a conclusão da sua relação sexual? 1- Sim2- Não

Acha que a(s) sua(s) queixa(s) sexual(ais) afectou(aram) o seu desejo sexual?

1- Sim3- Não tenho a certeza

2- Não

D- Condição sexual atual:

Com que frequência sentiu desejo ou interesse sexual?

1- Todos os dias4- Apenas uma ou duas vezes/4 semanas

2- 3 dias/semana 5- Quase nunca ou nunca

3- Pelo menos uma vez por semana

O que é que sente em relação ao nível do seu desejo ou interesse sexual?

1- Muito elevado4- Baixo

2- Elevada5- Muito baixa ou nenhuma

3- Moderado

Com que frequência iniciou a atividade sexual com o seu parceiro:

1- Quase sempre ou sempre 4- Poucas vezes (menos de metade do tempo)

2- A maior parte das vezes (mais de 5- Quase nunca ou metade das vezes)

3- Por vezes (cerca de metade das vezes)

O que acha do seu nível de excitação sexual durante a atividade sexual ou o ato sexual?

1- Muito elevado/forte 4- Muito baixo/fraco

2- Elevado/forte 5- Muito baixo/fraco

3- Satisfatório

Sente secura ou humidade na sua vagina durante o ato sexual?

1- Seco3- Outros

2- Húmido

Se estiver húmido, durante quanto tempo se manteve húmido (lubrificado):

1- No início apenas3- Duram até ao final de

relações sexuais

2- Subsistiu antes da conclusão 4- Não posso especificar. da relação sexual

Quando tem estimulação sexual ou relações sexuais, com que frequência atinge o orgasmo?

1- Quase sempre ou sempre 4- Poucas vezes (menos de metade do tempo)

2- A maior parte das vezes (mais de5- Quase nunca ou nunca

metade do tempo)

3- Por vezes (cerca de metade das vezes)

Até que ponto está satisfeito com a quantidade de proximidade emocional ou intimidade entre si e o seu parceiro?

1- Muito satisfeito4- Moderadamente insatisfeito

2- Moderadamente satisfeito5- Muito insatisfeito

3- Quase igualmente satisfeito e insatisfeito

Até que ponto está satisfeita com a sua relação sexual com o seu parceiro?

1- Muito satisfeito4- Moderadamente insatisfeito

2- Moderadamente satisfeito5- Muito insatisfeito

3- Quase igualmente satisfeito e insatisfeito

E- A relação geral entre a mulher e o marido:

Existe alguma diferença no vosso desejo sexual desde o casamento até agora?

1- Sim3- Não sei

2- Não

Em caso afirmativo, quais são as diferenças?

1- Ligeiramente diminuído2- Largamente diminuído

Sente que o seu marido sabe o que fazer para a satisfazer sexualmente?

2- Sim3- Não sei

3- Não

Sente que será mais confortável dar indicações ao seu marido sobre como a estimular sexualmente?

1- Sim3- Não sei

2- Não

Sente que está ligado e emocionalmente íntimo do seu parceiro: 1- Sim3- Não sei

3- Não

A sua comunicação geral com o seu marido é adequada?

1- Sim3- Não sei

2- Não

A sua comunicação sexual com o seu marido é adequada?

1- Sim3- Não sei

2- Não

O seu comentário sobre a relação psicológica entre si e o seu marido é:

1- Muito satisfeito4- Moderadamente insatisfeito

2- Moderadamente satisfeito5- Muito insatisfeito

3- Quase igualmente satisfeito e insatisfeito

Acha que existe uma relação estreita entre esses problemas sexuais e a felicidade na sua vida conjugal?

1- Sim2- Não

Na sua opinião, quais são as principais causas dos problemas sexuais do seu marido?

1- Causa médica5- Ele pensa que vai falhar, por isso ele não tenta

2- Não sei6- Os seus maus hábitos (vício, homossexual, prostituição)

3- Ele não me ama 7- Exaustão e carga de trabalho

4- Um problema psicológico

Quais são as vossas sugestões para resolver estes problemas?

1- Procurar aconselhamento médico 4- Modificar o seu estilo de vida

2- Não sei5- Saber que ele tem uma grande

3- Divorceproblem e ele tem de o resolver

para não fugir.

REFERÊNCIAS

Albert, R.K.; Bowmen, M.A.; Braunstien G.D.; Cohen, S.; Emanuel, L.; Fawcett, J.; Frenkel, E.P.; & Hendrix S.L. (2005). Dyspareunia. Disponível em: http:// www.merck.com/mmhe/sec22/ ch250b.html

Alexander, L.L.; La Rosa, J.H.; & Bader, H. (2001). New dimensions in women's health (Novas dimensões na saúde da mulher). EUA: Jones and Bartlett Publishers.

Almorth, L.; Almorth-Berggren, V.; Hassanein, O.M.; Al-Said, S.S.; Hasan, S.S.; Lithell, U.B.; & BergstrOm, S. (2001). Male complications of female genital mutilation (Complicações masculinas da mutilação genital feminina). Disponível em: http://www.ncbi.nlm.gov/pubmed/ 11710420

Academia Americana de Médicos de Família (AAFP) (2009). Ejaculação precoce. Disponível em: http://familydoctor.org/online/famdocen/home/ men/reproductive/920.printerview.html

American College of obstetrician and Gynecologists (ACOG) (2007). Quando o sexo é doloroso. Disponível em: http://www.acog.org/ publications/patients-educação/bp020.cfm

Associação Americana de Psiquiatria (APA) (1994). Manual de diagnóstico e estatística das perturbações mentais DSM-V (4th ed). Washington, DC: Autor. Associação Americana de Psicologia (1995). Formação e determinação de tratamentos psicológicos empiricamente validados: Report and recommendations. The Clinical Psychologist, 48, 3-24.

Associação Americana de Psiquiatria (APA) (2000). Manual de diagnóstico e estatística das perturbações mentais DSM-V (4th ed). EUA: Washington, DC.

Associação Americana de Urologia (AUA) (2007). Relações sexuais dolorosas. Disponível em: http://www.urologyhealth.org/adult/index. cfm?cat

Associação Americana de Urologia (AUA) (2006). Ejaculação precoce (EP). Disponível em: http://www.urologyhealth.org/adult/ index.cfm?cat=11&topic=670

Anawalt, B.D. (2007). Disfunção sexual masculina. Disponível em: http:// www.merck.com/mmhe/sec17/ch227.ch227c.html

Anon, J.S. (1976). Modelo PLISSIT: Uma proposta de esquema concetual para o tratamento comportamental de problemas sexuais. Journal of Sex Education Therapy, 2 (1), 1-15.

Aquino, J.A. (2008). Saúde do homem: Definições de termos relacionados com a saúde do homem.

Disponível em: http://www.ontariomenhealth.ca/ definitions-s3 .html

Ashton, A.; Young, C.; & Lopiccolo J. (2006). Ejaculação precoce e distúrbios orgásmicos masculinos. Rede médica americana. Disponível em: http/www. health.am/sex/premature-ej aculation/

Ballas, E.S. (2006). Visão geral dos problemas sexuais. Disponível em: www.medlineplus.com

Bancroft, J. (2002). Biological factors in human sexuality (Factores biológicos na sexualidade humana). The Journal of Sex Research. Disponível em: www.highbeamencyclopedia. com

Bancroft, J.; Loftus, J.; & Long, J.S. (2003). Angústia em relação ao sexo: A national survey of women in heterosexual relationships. Archive of Sexual Behavior, 32, 193-208.

Basson, R.; Berman, J.; & Burnett, A. (2000). Female sexual dysfunction definitions and classifications. Disponível em: http://www.

concernedcounseling.com/communities/sex/female sexual dysfunction (disfunção sexual feminina)

Baumeister, R.F.; Miracle, A.W.; & Miracle, T. (2006). Human sexuality:

Meeting yourbasicneeds . Disponível em: http//wps. prenhall.com/

hss miracle humansex/

Beckett, S. (2003). Erectile dysfunction. Disponível em: http://www.

netterweb.com/search/fldertc/vw.asp?id=3529

Belon, R.; Garcia-Salord, J.; & Faillos, L. (2000). Prevalência da disfunção sexual masculina. Disponível em: http://www.pubmed.com

Benson, E. (2003). A ciência sexual da excitação sexual: Monitor em psicologia. Academia Americana de Psicologia, abril, 34 (4).

Benuto, L.; & Zupanick, C. (2009). Disfunção erétil masculina - diagnóstico e causas. Disponível em: http://www.mentalhelp.net/poc/viewdoc.php?type=doc&id=29699&cn=10

Benuto, L.; & Zupanick, C. (2009). Transtornos do desejo sexual: Transtorno do desejo sexual hipoativo. Disponível em: http://www.mentalhelp.net/poc/viewdoc.php?type=doc&id=10&cn=10

Brassil, D.F.; & Keller, M. (2002). Disfunção sexual feminina. Disponível em: http://www.highbeamencyclopedia.com/doc/1g1 9053/ 355.html

Brem, C. (1995). Estamos na mesma equipa? (p. 42). Allen & unwin pty Ltd. EUA.

Brosman, S. (2008). Erectile dysfunction (Disfunção erétil). Disponível em: http://emedicine.medscape.com/article/444220 overview

Butcher, J. (2000). Gestão da dispareunia e do vaginismo. Disponível em: http://www.aafp.org/afp/20000415/tips/21.html

Byers, E.S.; & Grenier, G. (2004). Ejaculação precoce ou rápida: Heterosexual couples' perceptions of men's ejaculatory behavior. Disponível em: www.pubmed.com.

Caldwell, S.M. (2009). Low prevalence of sexual disorder in rural people [Baixa prevalência de distúrbios sexuais na população rural]. Disponível em: http://www.articlesbase.com/mens-issue-articles/ low-prevalence-of- sexual-disorders-in-rural-people-1039448.html

Caskurlu, T.; Tasci, A.; Resim, S.; Sahinkanat, T.; & Ergenekon, E. (2004). The etiology of erectile dysfunction and contributing factors in different age groups in Turkey. Jornal Internacional de Urologia, 11, 525-529

Coleman, E. (2002). Promoting sexual health and responsible sexual behavior (Promoção da saúde sexual e do comportamento sexual responsável): An introduction. Disponível em : http://findarticles.com/p/articles/mi m2372/is 1 39/ai 87080432/?tag=content;col1

Dandash, K.; Refaat, A.; & Eyada, M. (2001). Mutilação genital feminina: Um estudo descritivo. Journal of Sex and Marital Therapy, 27(1), 453-458.

Delvin, D. (2007). Sexo e relações: Relações sexuais dolorosas (Dispareunia). Disponível em: www.netdoctor.co.uk/sex relationships/ facts /painfulintercorse.htm.

DeNoon, J. (2006). Quando a motivação de um homem é demasiado baixa. Disponível em: http://www.webmd.com/sexrelationships/features/when a mens drive is too low.html

DiMeo, P. (2006). Questões psicossociais e de relacionamento em homens com disfunção erétil: The effect of ED on relationships. Urologic Nurses Journal, 26(6), 442446.

Dixon, K.; & Dixon, P. (2006). O modelo PLISSIT: Cuidados e gestão das necessidades psicossexuais dos pacientes após cirurgia radical. Disponível em: www.pubmed.com

Dogan, S.; & Dogan, M. (2008). A frequência de disfunções sexuais em parceiros masculinos de mulheres com vaginismo numa amostra turca: Frequency of sexual dysfunction. International Journal of Impotence Research, 20, 218-221.

Elder, J.; & Barver, Y. (2005). Sexuality. Disponível em: www.clevelandclinic.com

Revista Eletrónica de Sexualidade Humana (EJHS) (2000). Uma nova visão dos problemas sexuais das mulheres. Disponível em: http://www.ejhs.org/ volume3 /newview.html

El-Saba, H.A. (1999). Disfunção sexual em mulheres recém-casadas: Master

Tese, Faculdade de Enfermagem. Universidade de Alexandria, Egito. p. 90

Federação Europeia de Sexologia (EFS) (2008). Perturbação hipoactiva do desejo sexual: Uma doença psiquiátrica com um "lado negro" biológico. O 9th Congresso da EFS, 17 (1), S17-18.

Fawcett, J. (1995). O modelo sistémico de Neuman: Análise e avaliação de modelos conceptuais de enfermagem. (3rd ed., 217-275). Philadelphia: Davis.

Feldman, H.; Goldstein, I.; Hatzichristou, D.; Crane, R.; & McKinley, J. (1994). Impotência e seus correlatos médicos e psicossociais: Results of the Massachusetts male aging study. Jornal de Urologia, 54-61, 151

Fora, M.A. (2006). Fisiologia da resposta sexual. Disponível em: http:// just.edu.jo/~mafika/....../sexualresponcecycle 733.html

Frank, E.; Anderson, C.; & Rubinstein, D. (1978). Frequency of sexual dysfunction in "normal" couples (Frequência de disfunção sexual em casais "normais"). New England Journal of Medicine, 299, 111-115

Gelfand, J.L. (2008). Femalesexual dysfunction. Disponível em: http : //women .webmd .com. gauid/ sexual dysfunction women

Gelfand, J.L. (2008). Sexualproblems in men. Disponível em: http://www.webmd.com/gauid/sexual disfunção masculina

Gibbs, J. (1972). Sociological theory construction. (3rd ed). Dryden.

Giovanni, C.; Pertrone, L.; Edoardo, M.; Magini, A.; Francesco, L.; Valdo, R.; Valerio, C.; Gianni, F.; & Mario, M. (2006). Avaliação dos factores relacionais em pacientes do sexo masculino que consultam por disfunção sexual: O conceito de disfunção sexual do casal. Revista de Andrologia, 27 (6).

Gladd, I. (2008). Como construir uma ligação emocional? 7 dicas para um vínculo emocional forte e duradouro. Disponível em: http:// www.lifescript/life/relations/love-101/how to build an emotional conection aspx.

Gott, M.; Galena, E.; Hinchliff, S.; & Elford, H. (2004). Opening a can of worm: GP and practice nurse barriers to talking about sexual health in primary care. Family Practice Journal, 21 (5), 528-536.

Grayson, C. (2006). Vaginismo. Disponível em: http://www.nlm. nih.gov/medlineplus/ency/article/001487.html.

Green, A. (2007). Disfunção erétil: Conversa franca sobre uma condição preocupante. Disponível em: www.healthmed.com

Greenberg, J.S.; Bruess, C.E.; & Haffner, D.W. (2002). Exploring dimensions of human sexuality (Explorando as dimensões da sexualidade humana). EUA: Jones and Bartlett publishers, Inc.

Guay, A.; Spark, R.; Bansal, S.; Cunningham, G.; Goodman, N.; Nankin, H.; Petak, S.; & Perez, J. (2003). American Association of Clinical Endocrinologist, medical guidelines for clinical practice for the evaluation and treatment of male sexual dysfunction: A couple's problem, update. Endocrine Practice, 9 (1), 77-94.

Gungor, S.; Baser, I.; Ceyhan, S.; Karasahin, E.; & Acikel, C.H. (2007). Mode of delivery and subsequential long-term sexual function of primiparous women. International Journal of Sexual Medicine, 19, 358-365.

Hammed, H.A. (2001). Livro de texto simplificado de Andrologia. Faculdade de Medicina, Universidade do Cairo: Egito.

Hareyan, A. (2009). Parto vaginal associado a disfunção sexual. Disponível em: http://www.emaxhealth.Com/1/48/vaginal-delivery-linked-to-sexual-dysfunction.html

Harvard Medical School (2007). Painful sexual intercourse (dyspareunia). Disponível em: http://www.intelhealth.com/IH/inhIH/ WSIHW000/9339.

Hawton, K.; Catalan, j.; Fagg, J. (1992). Terapia sexual para disfunção erétil: Caraterísticas dos casais, resultados do tratamento e factores de prognóstico. Disponível em: http://www.nlm.nih.gov/pubmed/ 1580787

Equipa do Healthy Place (2005). Disfunção sexual feminina. Disponível em: http://www.healthyplace/sex/female-sexual-dysfunction-menu.id-66/

Hellstrom, W. (2006). O que há de novo na disfunção sexual? Disponível em: www.medscape.com

Hrovat, M. (2006). Reconceptualizando a excitação sexual. Disponível em: http://www.kinseyinstitute.org/

Hyde, A. (2006). Understanding human sexuality. (9th ed). EUA: McGraw-Hill- Higher education.

Sociedade Internacional de Medicina Sexual (ISSM) (2005). As mulheres sintonizadas com os problemas sexuais dos homens. Disponível em:

http://www.ophreditewomenshealth.com/news/20050926005007 health news.shtml.

Jacewicz, M.; Mandell, B.F.; Mandell, G.L.; Palyrey, J.S.; Rundio, A.A.; Espanha, D.A.; & Tanser, P.H. (2005). Vaginismo. Disponível em: http://

www.merck.com/mmhe/sec22/ch250c.html

Jeffrey, A.; Kellogy-spadt, S. (2002). Foco sensorial e seu papel no tratamento da disfunção sexual (questão da intimidade). Disponível em: www.highbeam.com/doc

Jornal da Associação Médica Americana (JAMA) (2004). Disfunção sexual masculina. 291, (24). Disponível em: http://jama.ama.assn.org/ cgi/content/full/291/24/3076

Kandeel, F. R.; Swerdloff, K.; Swerdloff, R. S.; & Vivien, K. T. (2001). Função sexual masculina e seus distúrbios: Physiology, pathology, clinical investigation, and treatment. Disponível em: www.endocrinereviews.com

Kaplan, H.S. (1979). Disorders of sexual desire and other new concepts and techniques in sex therapy [Distúrbios do desejo sexual e outros novos conceitos e técnicas em terapia sexual]. New York: Brunner & Hazel Publications.

Kaplan, M. (2005). Perturbações sexuais: Medicina Psiquiátrica II. Disponível em: http://www.healthyplace/sex/ sexual disorders.

Katz, D.; & Tabisel, R.L. (2008). Vaginismo: Trata-se de vida, não apenas de sexo. Disponível em: http://www.womentc.com/content.php? keyword= vaginismus.

King, D. (2008). Questões de saúde masculina relacionadas com o funcionamento sexual masculino: Erectile dysfunction. Disponível em: http://www.nih.gov/ medlineplus/erectiledysfunction.html

Kotb, H.G. (2004). A sexualidade no Islão: Uma dissertação apresentada na Universidade Maimindes. EUA. Disponível em: http://www2.hu-berlin.de/sexology/GESUND/ARCHIV/kotb2.htm

Krozy, R. E. (2005). Transtornos sexuais: Principles and practice of psychiatric nursing. EUA: Lippincott, Inc.

Lau, J.; Yang, X.; Cheng, Y.; & Wang, Q. (2006). Coocorrência de disfunção sexual em jovens casais que vivem na China rural: A populationbased study. Disponível em: http://www. nlm.nih.gov/pubmed/16079898.

Laumann, E.; Paik, A.; & Rosen, R. (1999). Sexual dysfunction in the United States: Prevalence and predictors. Journal of American Medical Association, 281, 537-544

Laumann, E.O.; & Paik A. (2001). Sexual dysfunction in the United States: Prevalence and predictors. Sex, love, and health in America. USA. University of Chicago Press:

Chicago.

Laumann, E.O.; Gagnon, J.H.; Michael, R.T.; & Michael, S. (1994). The social organization of sexuality: Sexual practices in the United States. Imprensa da Universidade de Chicago: Chicago.

Lentz, G. (2007). Aspectos emocionais da ginecologia: Disfunção sexual, distúrbios alimentares, abuso de substâncias, depressão, luto, perda. In: Katz, V.; Lentz, G.; Lobo, R.; & Gershenson, D. Comprehensive Gynecology. (5th ed). Philadelphia, pa: Mosby Elsevier.

Leshile, S. (2008). Tratamento cirúrgico da disfunção erétil. Disponível em: http://www.emedicinehealth.com/surgical_treatment_of_erectile_dysfunction/article em.html

Levine, S.B. (2007). Desmistificando o amor: Plain talk for the mental health professionals. Sexual desire: Simplicity and complexity (Desejo sexual: simplicidade e complexidade). EUA: Routledge.

Levine, S.B. (2007). Primeiro princípio da sexualidade clínica. Journal of Sexual Medicine, 4 (4), 853-854.

Levine, S.B.; Hasan, S.; & Boraz, M. (2009). Transtorno do desejo sexual hipoactivo masculino: In handbook of sexual dysfunction. EUA: American Psychiatric press.

Lipsith, J.; McCann, D.; Goldmeier, D. (2003). Disfunção sexual psicogénica masculina: O papel da masturbação. Revista Sexual and Relationship Therapy, 18 (4), 447-471.

Lopiccolo, J.; Schoen, M. (2005). Disponível em: www.healthyplace. com

Lumsden, M.A.; & Hickey, M. (2000). Complete women's health. UK: Royal College of Obstetricians and Gynecologist.

Mace, D.; Bannerman, R.; & Burton, J. (1974). O ensino da sexualidade humana nas escolas para profissionais de saúde (documento de saúde pública 57). Genebra, Suíça: Organização Mundial de Saúde (OMS).

Mackey, R.A., Diemer, M.A., O'Brien, B.A. (2009). Psychological intimacy in the lasting relationship of heterosexual and same gender couples (Intimidade psicológica na relação duradoura de casais heterossexuais e do mesmo sexo). Disponível em: http://www.healthyplace.com/sex/good-

sexo/ intimidade psicológica nas relações duradouras

Marsden, R.; & Botell, R. (2006). Discutindo o bem-estar sexual na clínica da doença do neurónio motor. Disponível em: http://www.

alsmndalliance.org/uploads/pdfs/presentations/5 R Marsden.pdf

Martinez, L. (2007). Comunicação eficaz: Ultrapassar o embaraço. Disponível em: http://www.femalepatient.com

Marzucco, J. (2006). Foco sensorial: Um conceito e um exercício. Disponível em: http://www.csainfo.com/articles/sensatefocus. html

Master, V.; & Turek, p. (2001). Ejaculatory physiology and dysfunction. Journal Urologic Clinics of North America, 28 (2), 363-376.

Maurice, W.L. (2005). Perturbação hipoactiva do desejo sexual masculino, (p.p. 67-109). In: Balon, R., & Segraves, T. Handbook of sexual dysfunction. EUA: Taylor & Frances.

Mayau, R.; Gelder, M.; & Cowen, P. (2001). Shorter Oxford textbook of psychiatry. (4th ed). Itália: Oxford University Press.

Mayer, J.J. (2004). Sexuality (Sexualidade). Disponível em: http://www.uthsc.edu/ obgyn/res- pres/sexuality.pdf

Equipa da Clínica Mayo (2008). Disfunção sexual feminina. Disponível em: http://www.mayoclinic.com/health/female-sexualdysfunction/DS00 701.

McConaghy, N. (2004). Men's sexual satisfaction correlated with relationship factors rather than sexual dysfunctions. The Journal of Sexual Behavior, 33 (1), 1-3

McGuire, H.; & Hawton, K. (2001). Intervenção para o vaginismo. Disponível em: http://www.cochrane.org/reviews/en/ ab001760 .html.

McVary, K.T. (2007). Erectile dysfunction (Disfunção erétil). New England Journal of Medicine, 357 (24), 2472-2481.

Metz, M.E.; & Epstein, N. (2002). Avaliando o papel dos conflitos de relacionamento na disfunção sexual. Journal of Sex and Marital Therapy, 28 (2), 139-164.

Meuleman, E.; & Van-lankveld, J. (2005). Perturbação hipoactiva do desejo sexual: Underestimated condition in men. BJU International, 95, 291-296.

Miller, J. (2000). Disfunção sexual. Disponível em : http://www. athealth.com/consumer/newsletter/FPN 4 27.html.

Millheiser, L. (2008). Sensate focus. Disponível em : http://www. womenhealth.sanford.edu/fsm/sensate-focus

Ministério da Saúde e da População (2007). Proibição da MGF no Egito: Um decreto ministerial (271). Egito.

Miracle, T.; Miracle, A.; & Baumeister, R. (2006). Human sexuality meeting your basic needs. Disponível em: http://wps. prenhall.com/ hss miracle humansex

Montague, D.; Jarow, J.; Broderick, G.; Dmochowski, R.; Healton, J.; lue, T.; Milbank, A.; Nehra, A.; & Sharlip, I. (2005). The management of erectile dysfunction: An AUA update. Journal of Urology, 174 (1), 230-239.

Morrison, A. (2005). Perturbações da identidade sexual e de género. Disponível em: http://www.geocities.com/morrison94/sexual.htm?20053

Motola, J. (2007). Prótese peniana insuflável. Disponível em:

http://www.healthcentral.com/erectiledysfunction/c174/7944/penile

Myerson, R. (2000). Ejaculação precoce. Disponível em: http://www.minddisorders.com/ob-ps/premature-ejaculation.html

Myerson, R. (2003). Perturbação hipoactiva do desejo sexual. Disponível em: http://findarticles.com/p/articles/mi gx5197 2003/ai n19119375.

Myerson, R. (2009). O que é desejo sexual inibido? Disponível em: http://findarticles.com/p/articles/mi 9x5197/is 2003/ai n19119375/

Biblioteca Nacional Eletrónica da Saúde (2003). O modelo de tratamento PLISSIT. Disponível em: http://www.library.nhs.uk

Instituto Nacional de Diabetes e Doenças Diagestivas e Renais (NIDDK), NIH (2005). Male impotence. Disponível em :

http://kidney.niddk.nih.gov/kudiseases/pubs/impotence

Neuman, B. (1982). O modelo de sistemas de cuidados de saúde de Neuman: Uma abordagem total aos cuidados do cliente. In: B. Neuman (Ed., p.p 8-29), the Neuman systems model: Application to nursing education and practice. Appleton-century-crofts: Norwalk, CT.

Neuman, B. (1988). Comunicação pessoal. In: A.M. Tomey e M.R. Alligood (Eds), Nursing theories and their work (4th ed., p.p 55-66). St. Louis: Mosby Year book.

Neuman, B. (1989). Os formatos do processo de enfermagem de Neuman adaptados ao estudo de caso familiar. In: J.P. Riehl-Sisca & C. Ray (eds.). Conceptual models for nursing practice (3rd ed., p.p 49-62). Norwalk, CT: Appleton and Lange.

Neuman, B. (1993). Intervenção familiar utilizando o Modelo do Sistema de Cuidados de Saúde Betty Neuman. In: I. Clements, e F. Roger, (Eds). Family health: A theoretical approach to nursing care. New York: John Wiley.

Neuman, B., & Young R. I. (1972). A model for teaching total person approach to patient problems. Nursing Research. 21, 264-269.

Nichols, F.; & Zwelling, E. (1997). Maternal-newborn nursing (Enfermagem materno-neonatal): 208-213. EUA: WB Saunders Company.

Nimmons, D. (1994). O sexo e o cérebro. Revista Discover, março: 64.

Nursing-Encyclopedia (2001). Disfunção sexual. Disponível em:

http://www.enotes.com/nursing-encyclopedia/sexual-dysfunction

Nusbaum, M.; & Hamilton, C. (2002). A história proactiva da saúde sexual. Disponível em: http://www.aafp.org

Perelman, M.A. (2003). Sex coaching para médicos: tratamento combinado para paciente e parceiro. International Journal of Impotence Research, 5, S67-S74.

Perls, F.S. (1973). The Gestalt Approach and Eye Witness to therapy. Califórnia: Ben Lomond.

Phillips, N. (2000). Avaliação e tratamento da disfunção sexual feminina. Disponível em: http://www.aafp.com

Pregler, J.P.; & Decherney, A.H. (2002). Women's health: Principles and clinical practice. Canada: B.C. Deker, Inc.

Rede de Psicologia (2009). A ejaculação precoce. Disponível em: http://psychology.wikia.com/wiki/prematureejaculation

Reeder, S.J.; Martin, L.L.; & Koniak-Griffin, D. (1997). Maternity nursing: Cuidados com a saúde da família, do recém-nascido e da mulher. (18th ed). Philadelphia: Lippincott.

Roop, S. (2004). Aconselhamento sexual. Disponível em: http://www. drshay.org.

Rosen R.C., (2000). Prevalência e factores de risco de disfunção sexual em homens e mulheres. Ceuurnt Psychiatric Repress, 2 (3), 189-195.

Rosen, R. C.; Taylor, J. F.; Leiblum, S. R.; & Bachman, G. A. (1993). Prevalência de disfunção sexual em mulheres: Results of a survey of 329 women in an outpatient gynecological clinic. Journal of Sex and Marital Therapy, 19, 171-188.

Rosen, R.C.; Lane, R.M.; & Menza, M. (1999). Efeitos dos SSRIs na função sexual: A critical review. Journal of Clinical Psycho-pharmacology, 19, 67-85

Rothman, I. (2000). Disfunção erétil. Disponível em: http:// www.healthyinfo.com

Royal College of Nursing (RCN) (2000). Sexuality and sexual health in Nursing Practice (Sexualidade e saúde sexual na prática de enfermagem). London: RCN

Rubin, R. (2005) Comunicação sobre problemas sexuais em pacientes do sexo masculino com esclerose múltipla. Norma de Enfermagem, 19 (24), 33-37

Rutishauser, S. (1997). Fisiologia e anatomia: Uma base para a enfermagem e os cuidados de saúde. Sistema reprodutor, (562-565). EUA: Churchill Livingstone Inc.

Sadovsky, R. (2004). A saúde sexual dos homens. Journal of Clinics in Family Practice, 6 (4).

Sadovsky, R.; Althaf, S. (2004). Men's sexual health. Disponível em: http://www.aafp.org

Saleh, R.A; Ranga, G.M.; Rania, R.; Nelson, D.R.; & Agarwal, A. (2003). Sexual dysfunction in men undergoing infertlity evaluation: A cohort observational study. Sociedade Americana de Medicina Reprodutiva, 75 (4), 909-912.

Savage, J. (1987). Nurses, gender and sexuality (Enfermeiros, género e sexualidade). Londres: Heinemann.

Seibert, D. (2001). Sexual health counseling in primary care. Disponível em: http://www.medscape.com

Semmans, J. (2005). O toque sensual. Disponível em: http:// www.med.umich.edu

Setzler, D. (2009). Causas da ejaculação precoce e como a pode parar. Jornal Asiático de Andrologia, 6 (2), 121-126.

Seyam, R.M.; Al-Bakry, A.; Ghobish, A.; Arif, H.; Dandash, K.; & Rashwan, H. (2003). Prevalência da disfunção erétil e suas correlações no Egito: A communitybased study. Disponível em: http://www.pubmed.com

Simons, J.S.; & Carey, M.P. (2001). Prevalência de disfunção sexual: Results from a decade of researches. Disponível em; http://www.pubmed.com

Smith, J.F. (2005). Disfunção sexual. Disponível em:

http://www.chclibrary.org/micromed/0065030-html

Snyder, C.R., Lopez, S.J. (2007). Psicologia positiva: As explorações científicas e práticas dos pontos fortes humanos. (pp. 297-321). Califórnia: Sage publications.

Associação de Saúde Sexual da África Austral (SASHA) (2008). Foco sensível.

Disponível em: http://www.sexualhealth.co.za/sasha/ indes

Speckens, A.E.; Hengeveld, M.W.; Lyckama-aNijehdt, G.; Van-Hemert, A.M.; & Hawton, K.E. (1995). Psychosexual functioning of partners of men with presumed non-organic erectile dysfunction: Cause and consequence of disorder. Journal of Sexual Behavior, 24 (2), 157-172

Spector, I.P.; Carey, M.P. (1990). Incidência e prevalência das disfunções sexuais: A critical review of the empirical literature. Journal of Sexual Behavior, 19, 389-408

Spoor, K. (2005). Tipos de perturbações: Perturbações sexuais. Disponível em: http://www.purgatory.net/merits/sexual.html

Stephensen, M. (2003). A verdade sobre a disfunção sexual masculina. The Canadian Journal of CME, abril de 2003, 115-122

Stokes, T.; & Mears, J. (2000). Sexual health and the practice nurse: A survey of reported practice and attitude. Disponível em: http://www.ncbi.nlm.nih.gov/pubmed/10773601 ?dopt=abstract.

Stuart, G.M.; & Laraia, M. T. (2005). Principles and practice of psychiatric nursing, (8th ed). Índia: Mosby, Inc.

Susic, p. (2005). Disfunção sexual: O que é exatamente? Disponível em: http ://www.psychtreatment .com/ sexual dysfunction .html

Swierzewski, S. (2003). Female sexualdysfunction . Disponível em: http ://www.womenshealthchannel .com/fsd/ index. shtml

Swierzewski, S. (2003). Disfunção sexual masculina. Disponível em: http ://www.urologychannel. com/ erectiledysfunction/index. shtml

Taylor, B.; & Davis S. (2006). Utilização do modelo PLISSIT alargado para responder às necessidades de cuidados de saúde sexual. Nursing Standard, 21 (1): 35-40.

Teal, A. (2008). Factores que contribuem para a saúde sexual. Disponível em: http://m.www.helium.com/items/157903-factors-contributmg-to-sexual-health

Ter-Petrosyan, L. (2007). Desejo sexual hipoactivo - etiologia. Disponível em: http://www.health.am/ sex/cat/c361

Truitt, W.; & Coolen, L. (2002). Identificação de um potencial gerador de ejaculação na medula espinhal. Disponível em: http://www.sciencemeg.org/ cgi/content/abstract/297/55861/1566

Van-Ooijen, E., & Charnock, A. (1994). Sexuality and patient care: A guide for nurses and teachers. London: Chapman and Hall.

Van-Voorhees, B.W. (2007). Desejo sexual inibido. Disponível em: hţtp://www.medhelpi org/medical-information/şhow/4452/inhibiied-şexual-deşire

Vitroman Health Digest (2008). O tratamento da disfunção sexual no homem. Disponível em: http://www.vitroman.com

Waldinger, M.; Quinn, P.; Dilleen, M.; Mundayat, R.; Schwitzer, D.; & Bodell, M. (2005). Um inquérito populacional multinacional sobre o tempo de latência da ejaculação intravaginal. Journal of Sexual Medicine, 2 (4), 492-497.

Wallace, M. (2005). Sexuality (Sexualidade). Disponível em: http://www. medscape.com

Walls, L.A. (1998). Textbook of women's health. EUA: Lippincott Raven Publishers.

Waterhouse, J. (1993). Discutindo preocupações sexuais com profissionais de saúde: Positive attitude in health subjects. Disponível em: http://www.ncbi.nlm.nih.gov/pubmed/8277131?dopt=abstract.

Weerkoon, P.; & Wong, M. (2003). Sexuality education online for health professionals. Disponível em: http://www.ejhs.org

Westheimer, R. (2001). Sex for dummies. (2nd ed). EUA: IDG books worldwide, Inc.

Westheimer, R.; & Lopater, S. (2002). Human sexuality: A psychosocial perspective. EUA: Lippincott Williams & Wilkins.

Wilson, R.E. (1995). O papel do enfermeiro no aconselhamento sexual. Disponível em: http://www.nlm.nih.gov/pubmed/7779238?dep=abstract.

Organização Mundial de Saúde (OMS) (2002). Género e direitos humanos: Saúde sexual. Disponível em: http://www.who.int/ reproductivehealth/topics/gender ri ghts/sexual health/en/index.html

Woznicki,K., (2010). A contraceção hormonal coloca as mulheres em maior risco de disfunção sexual. Disponível em: http://www.medicinenet.com/ script/mam/art.asp?articlekey=116056

Yi-Ming, Y.; Zhang-Cheng, X.; Jaing, H.; Yan-Jie, G.; Wu-Jaing, L.; Tian, L.; & Ji-Chuan, Z. (2004). Função sexual de pacientes com ejaculação precoce avaliada com o Índice Chinês de Ejaculação Precoce. Assian Journal of Andrology, 6 (2): 121-126.

Zieve, D. (2007). Vaginismo. Disponível em: http://www. wfubmc.edu

Zorgooshi, J. (2008). Disfunção sexual masculina no casamento não consumado: resultado a longo prazo em 417 pacientes. Jornal de Medicina Sexual, 5 (12), 2895-2903.

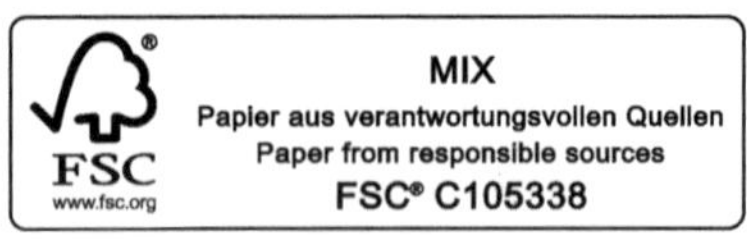

Printed by Books on Demand GmbH, Norderstedt / Germany